Overcoming Depression

战胜抑郁症

李亚松 编著

天津出版传媒集团

天津科学技术出版社

图书在版编目（CIP）数据

战胜抑郁症 / 李亚松编著 . -- 天津 ：天津科学技术出版社，2023.7

ISBN 978-7-5742-1354-8

Ⅰ . ①战… Ⅱ . ①李… Ⅲ . ①抑郁症－治疗－普及读物 Ⅳ . ① R749.405-49

中国国家版本馆 CIP 数据核字（2023）第 113725 号

战胜抑郁症

ZHANSHENG YIYUZHENG

责任编辑：张建锋

责任印制：兰　毅

出　　版：天津出版传媒集团
　　　　　天津科学技术出版社

地　　址：天津市西康路 35 号

邮　　编：300051

电　　话：（022）23332377（编辑部）

网　　址：www.tjkjcbs.com.cn

发　　行：新华书店经销

印　　刷：三河市双升印务有限公司

开本 880×1230　1/32　印张 5　字数 128 000

2023 年 7 月第 1 版第 1 次印刷

定价：45.00 元

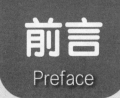

前言
Preface

隐藏在内心的抑郁，像蓓蕾中的蛀虫一样。

——〔英〕莎士比亚

你是否有过这样的感受：

- 长期处于心情不好的状态，沮丧、绝望，对来失去希望。

- 陷于深深的自我厌弃中，感觉自己什么都做不好，所有事都没有意义。

- 表面上，书籍、电影、体育活动依然还能吸引自己，但从中得到的乐趣已经不存在了，那种快乐的感受变得迟钝而模糊……

- 逃避社交，躲在一个人的世界里。

- 常常感到愤怒、焦虑，很小的事也会大发脾气……

- 比平时醒得早，醒后不能再睡。

- 力不从心，即使洗漱、穿衣这样的小事也觉得疲倦。

……

如果你也有上面的全部或部分感受，请重视起来，也许你正面临着抑郁症的侵扰。

根据世界卫生组织的报告，抑郁症在全世界的发病率约为11%，全球约有 3.4 亿名抑郁症患者。中国抑郁症的发病率呈逐渐升高的趋势，据估计，抑郁症的年患病率为 5%~10%。

也许因为抑郁症过于普遍，有种说法便称之为"心灵的感冒"。实际上，抑郁症比感冒要严重得多，它是一种常见的心境障碍疾病，它的出现会让人变得脆弱，会显著地影响人们的日常生活。

抑郁症是痛苦的，若有一日你或你的家人被诊断患有抑郁症，在寻求康复的路上，也许你会想知道抑郁的情绪与抑郁症有什么区别，抑郁症是如何发病的，抑郁症有哪些症状和表现，该如何与医生沟通，如何选择好的治疗方案，以及如何判断治疗有了成果和如何防止复发。

抑郁症的病痛通过专业的治疗是可以缓解的。克服抑郁症的第一步，是到专业机构就诊。

这本《战胜抑郁症》旨在让有抑郁倾向的人及其家人了解抑郁症的成因、诊断、分类和治疗，揭开抑郁症的神秘面纱，竭力从科学的角度帮助人们找到应对和解决问题的方法。

无论您是否在抑郁的情绪里消沉，还是对后续的治疗感到疑惑，衷心希望此书能够帮助您正确地看待抑郁症，面对抑郁症，最终战胜抑郁症。

目录
Contents

战胜抑郁症

第七章

第一章
正确理解
抑郁症

　　每当有烦心事时，人的情绪都会有波动。这就像开车走错路，只要调整方向回到原路重新开始就好了。只要有情感的人，都有可能产生抑郁的情绪，但抑郁的情绪会发展成抑郁症吗？答案是不会，须知抑郁症不是简单的情绪问题，是需要进行医学诊断的。

01

抑郁的情绪与抑郁症

人有七情：喜、怒、忧、思、悲、恐、惊，忧郁悲伤是一种常见的情绪。当人们遇到挫折、压力，面临痛苦、生离死别时，就会自然而然地产生忧郁情绪。一般情况下，经过一段时间的消沉，人们会想办法摆脱或改善这种状态，重新振作起来。比如通过充分的休息或运动等方式积极消除压力，释放消极情绪。但患抑郁症的人却无法做到这一点。即使导致压力的事件消失，他们依然痛苦，甚至更加恶化。可见，产生了忧郁的情绪不等同于确诊抑郁症，抑郁症是一种疾病，必须就医，得到医学帮助。

忧郁情绪与抑郁症的区别

忧郁情绪产生的原因可能有很多，它与"抑郁症"中的病理性抑郁在以下几个方面有所不同：

忧郁情绪

· 事出有因，一般人产生忧郁情绪是以一定的事件或事物为背景的
· 情绪变化有时限，在自我调节后重新平衡
· 程度较轻

抑郁症

· 通常无缘无故，缺乏客观性应激条件；虽有不良因素，但常常"小题大做"
· 持续存在，难以自行缓解，还会加重
· 反复发作，症状相似
· 晨重夜轻，有节律性
· 可能有家族精神病史
· 持续、顽固性失眠，体重、食欲、性欲下降，生理不适但检查无异常

来自情绪低落的"危险的信号"

当遭受生活打击后，出现情绪问题是人的正常反应。我们希望自己积极、乐观、向上，但生活却饱含酸甜苦辣各种滋味。面对生

活中的波折，我们要有顺其自然的态度。若急于改变情绪，反而会引起更多的心理冲突。

　　仅凭情绪低落是不能做出"抑郁症"的判断的。若情绪低落的时间很长，超过2周甚至更久，同时你的身体也出现了各种信号，如睡眠、食欲都受到影响，尤其当出现以下三种情况时，就要及时就医。

有自杀的冲动
· 认为生不如死
· 萌生自杀想法

非真实感
· 对现实认识模糊不清
· 对环境有陌生和虚无感

躯体不适却查不出问题
· 头痛、胸闷、肠胃不适
· 检查结果一切正常

▲ 情绪低落的危险信号

　　抑郁症的典型表现是情绪低落、思维迟缓、动作减少，但也会伴有其他表现。有些人发现自己开始变得易怒，因为一件小事而大发脾气，好像变了一个人，不被家人和同事理解，甚至引起人际关系紧张。如果这种"脾气大"超过一定的程度，并持续一段时间，与过往一贯的行为方式不相符，无法用常理解释，那么就要重视起来。"发脾气"实质是一种痛苦和压抑的释放，本质仍然是情绪低落，有时易激惹也是对抑郁情绪的掩饰。

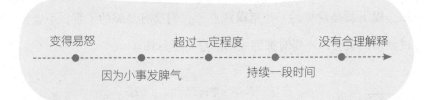

变得易怒　　　　　超过一定程度　　　　　没有合理解释
　　　因为小事发脾气　　　持续一段时间

▲ 抑郁症伴有其他表现

 ## 关于抑郁症的错误认识

情绪是人与生俱来的，有正面情绪和负面情绪之分，不管是快乐、兴奋、满足，还是悲哀、恐惧、忧伤、悔恨，都是再正常不过的。60%~70% 的成年人在一生中都会经历不同程度的抑郁情绪，但这并不等于患有抑郁症。

人的身体如同一台神秘而精密的仪器，它本身具有保持身体环境稳定状态的一套机制。疾病、气温、运动、饮食以及睡眠都会对身体造成影响，出现发热、头痛、腹痛等症状。由于情况复杂，我们不能因为具有某种症状就轻易判定自己得了某些疾病。

如果你长期感到不安、烦躁、痛苦，最好接受心理医生的帮助，但即使发现有了"抑郁症的一些症状"，也不能因此就判定患上抑郁症。我们在身体不适，或有家人、朋友去世时，也有可能会出现较长时间的"抑郁"，经过诊断也有可能是神经官能症或躁狂抑郁症等其他疾病，这都需要专科医生的诊断。

抑郁症的诊断和治疗都需要我们对抑郁症有正确的了解和认知，以下就是常见的一些错误观点，我们要有足够的了解，不要错过就诊的机会，不要对抑郁症的治疗有所忌讳。

错误认识（1）	· 抑郁症只是抑郁的情绪问题 · 内心的一场感冒，不是什么大病
错误认识（2）	· 抑郁症患者不能正常工作和生活 · 抑郁症是精神压力造成的
错误认识（3）	· 吃口服药就能痊愈 · 治不好，是精神病
错误认识（4）	· 患病的原因是精神太脆弱 · 忘记过去，振作起来，就能痊愈

▲ 关于抑郁症常见的错误观点

 ## 抑郁症是"精神分裂"吗

一般人眼中的"精神病"，是疯疯癫癫，说话语无伦次，全无逻辑，行为古怪，甚至冲动下乱砸、乱打，这种疾病按照医学分类其实属于精神分裂症。

而抑郁症患者对自己的病情十分清楚，他们知道自己在情绪上出了问题，感到痛苦，并希望能够有所改善，但有时会不尽人意。所以抑郁症是一种心境障碍，而不是众人观念里的"精神病"。患抑郁症的人症状有轻、有重，严重的有时会产生幻觉和妄想，但经过治疗会得到好转，与精神分裂明显不同。

精神分裂症	抑郁症
处于幻想中，分不清幻想和现实，妄想，并对妄想坚信不疑	严重者偶发幻觉和妄想，但能治愈
有异常行为，没有能力按符合社会标准进行适宜的行为	在工作与生活上有障碍，表现复杂
认为自己正常，没病	清醒意识到情绪有问题

▲ 精神分裂症与抑郁症不同

 抑郁症与焦虑症的区别

当处于紧张的气氛中时，人们对外界刺激的承受能力会下降，各种不良的情绪反应就会表现出来，其中抑郁与焦虑都是常见的情绪体验。它们可以同时出现，也可以单独存在。

焦虑产生于对未来的担忧，可以源自战争或自然环境，也可能是心理刺激，如被批评、被侮辱。当一个人处于焦虑不安的状态时，自己是能够意识到的。因为焦虑同样让人痛苦，所以有些人试图逃避，当逃避和否定无法解决问题时，反而使得这种神经性症状延续下来。

焦虑症	抑郁症
预感将要发生危险或不利情况	情绪障碍，自我评价低，自己责备自己
表现为恐惧、焦虑、否定	表现为悲哀、沮丧、郁闷，开心不起来
现实焦虑：对地震、毒蛇猛兽的恐慌；神经症性焦虑：意识到自己的本能冲动可能导致某种危险；道德性焦虑：自我良心的威胁	丧失最喜欢的事物或盼望已久的东西；失去兴趣和愉快感

▲ 焦虑症与抑郁症不同

抑郁症会发展为精神分裂症吗？

很多人担心自己的亲友会从抑郁症发展为精神分裂症，这种担心是多余的。根据目前的研究表明，精神分裂症与抑郁症是精神科的两种不同疾病。精神分裂症发病原因主要与大脑内一种名为多巴胺的神经递质功能不良有关，主要表现为思维和行为异常。抑郁症的发作主要与脑内 5-羟色胺和去甲肾上腺素两种神经递质的功能不良有关，主要表现为情绪低落、兴趣减退。

不过，很多精神分裂症患者同时也具有抑郁症状，通常抑郁症状先表现出来，随着疾病的进展，才会表现出精神分裂方面的异常。所以才会有先被诊断为抑郁症，后来被诊断为精神分裂症的情况。

抑郁症影响每一个人

　　随着社会进步，竞争越来越激烈，人们的精神压力也越来越大，抑郁症患者也越来越多。著名心理学家马丁·赛利曼称其为"精神病学中的'感冒'"，即如同伤风感冒一样，抑郁症是一种普通大众的寻常病症，很多人会受到不同程度的抑郁症的侵扰，或是我们的亲戚、家人、朋友、同事，又或是我们自己，只是自身还没有察觉而已。

精神类疾病成为全球疾病负担的主因

根据世界卫生组织（WHO）的统计，全球每年都有超过 5% 的人可能会罹患抑郁症，大约有 15% 的人会在一生中的某个阶段经历抑郁。一般而言，一次抑郁症发作会持续 4-8 个月，但考虑到常见的复发情况，大约 50% 的人会在 5 年内至少再发作一次。

没有任何年龄、性别或社会群体可以对抑郁症免疫。从世界范围看，精神卫生问题成为人们的主要困扰。根据调查，在所有年龄组全部的躯体和精神疾病中，六种精神疾病占据前十位，其中抑郁症名列第一，而双相情感障碍（表现出躁狂特征的抑郁症）名列第六。

19-45 岁成年人全球疾病负担十大原因

	总伤残调整生命年（DALYs）/ 百万	占总 DALYs 的百分比 %
全部原因	427.7	
单相抑郁症	50.8	10.7
缺铁性贫血	22.0	4.7
跌倒	22.0	4.6
使用酒精	15.8	3.3
慢性呼吸道疾病	14.7	3.1
双相情感障碍	14.1	3.0
出生异常	13.5	2.9
骨关节炎	13.3	2.8

	总伤残调整生命年（DALYs）/ 百万	占总 DALYs 的百分比 %
精神分裂症	12.1	2.6
强迫症	10.2	2.2

注：世界卫生组织和世界银行联合委托研究人员开展了"全球疾病负担研究"，用伤残调整生命年（DALYs）这一指标，来比照出给全社会造成最大负担的健康问题的是哪些疾病。

（改编自默里和洛佩兹于 1996 年出版的《全球疾病负担》，表格数据出自《1990 年全世界致残的主要原因》）

"人类第一号心理杀手"

抑郁症的核心症状是"抑郁"，其表现形式多样，就医时主要依赖病人自述主观体验和感受，由于伴随着一系列生理表现，如失眠、头痛，这使得很多患者长时间被忽视或避讳就医，从而得不到有效、系统的治疗。

根据世界卫生组织的报告，抑郁症在全世界的发病率约为11%，全球约有 3.4 亿抑郁症患者。抑郁症是一种危及生命安全的疾病，严重患者中有 15% 因自杀而结束生命，2/3 的患者有自杀的念头。中国抑郁症的发病率呈逐渐升高的趋势，据估计，抑郁症的年患病率为 5%~10%。

历史上很多名人都患过抑郁症，如牛顿、达尔文、林肯、丘吉尔、戴安娜……自杀是人类精神崩溃的表现，抑郁症的自杀率高达 12%~14%，所以被称为"人类第一号心理杀手"。

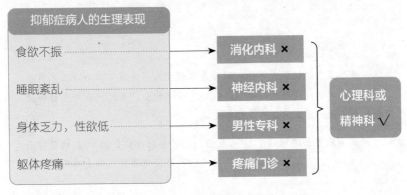

▲ 抑郁症病人对病情的误判导致无法及时就诊

儿童也会得抑郁症吗

曾经抑郁症被认为是中年人和老年人才会罹患的疾病，儿童和青少年似乎对此免疫。但目前根据研究发现，11 岁以下儿童患抑郁症的情况相对少见，但并非没有。在青春期以前，许多儿童的抑郁并不是孤立发生的，而是伴随着焦虑和易怒。大部分儿童发展出来的抑郁症往往是自闭症或其他障碍的并发症。

儿童抑郁症与成长过程中经历的正常的情绪及心理变化不同。儿童在生活中感到伤心，并不一定代表患了抑郁症，但若持续时间很长，影响了学习和生活，那就有可能有抑郁症倾向。儿童抑郁症发病的原因有以下几个方面的因素：

遗传或家庭因素	社会心理因素	病前性格因素
·父母离异或死亡；父母将孩子托付给他人照顾；父母患有精神疾病 ·受到父母虐待或忽视 ·家族中有抑郁症和自杀史 ·患有慢性病，如癫痫、糖尿病等	·重大生活事件 ·童年遭遇不幸	·急性儿童抑郁症，病前多为个性倔强或被动攻击性人格 ·慢性抑郁症病前性格多为被动、无能、依赖和孤独

▲ 与儿童抑郁症病因相关的因素

儿童抑郁症的主要症状是心情忧伤、感到失望、心情变化剧烈。患病的儿童时常啼哭、伤心失望、自我贬低，行为退缩，食欲及睡眠改变，冲动下甚至有自杀的想法。家族中有暴力史、虐待史的孩子患抑郁症后自杀的危险性更高。另外，这些孩子时常感到缺乏安全感，有偏执倾向，罹患过敏、哮喘、上呼吸道感染、头痛、胃痛等疾病的比例特别高。

 青春期抑郁症

青春期带来的种种问题将青少年的"抑郁"掩藏在厚厚的面纱下。在很多人眼里，青少年的种种问题，可能来自思想品德、个性突出，常常被误诊为脑供血不足、神经衰弱、神经性头痛，或心血管系统及消化系统等疾病，但这恰恰是青少年抑郁症的特殊表现。

面对未来感到忧伤和痛苦	· 面对考上的理想学校、光明而顺利的未来，病人却心事重重，愁眉苦脸，感到十分痛苦 · 不想上大学，即使上大学后，也有休学和退学的念头
说不清的"病"	· 孩子自己表达"身体不适"，说头痛、头晕，呼吸困难，甚至难以吞咽食物，看起来很严重，反复发作 · 做医学检查，又发现不了问题，吃药又没有好转的迹象
不良暗示	· 潜意识导致生理障碍，如一到学校门口或教室就感到头晕、恶心甚至腹痛，回到家立刻恢复正常 · 总是从负面去理解和猜测，如觉得自己考试成绩不理想，认为自己给别人添麻烦了，认为自己可能是"精神病"
反复要求换环境	· 心烦意乱，不能安心学习，提出换班级或学校 · 到了新环境并没有好转，反复要求换环境
与父母对抗	· 小时候很听话，青春期以后跟父母不沟通，搞对立 · 不收拾房间，洗脸慢、吃饭慢、乱扔衣服 · 逃学，夜不归宿，离家出走，翻旧账，要与父母一刀两断
自杀行为	· 病情严重的孩子会用多种方式自杀，若得救后不进行抑郁症治疗，孩子可能还会再次自杀 · 并不是孩子心甘情愿结束生命，而是被疾病因素控制，无法自控

▲ 青少年抑郁症的表现

产后抑郁症

女性的产后抑郁症与其他抑郁症在症状上没有太大区别，但抑郁症不仅会损害母亲的健康，还会对婴儿的护理产生影响。抗抑郁的药物会影响母乳，甚至会通过乳汁分泌传递给婴儿。

一个患有抑郁症的母亲无法与孩子之间形成亲密关系，她难以与孩子进行互动，而这种表现会加剧和延长母亲的抑郁，还会给母亲带来一种"自己是糟糕的母亲"的错觉。

作为父亲，因为缺乏抚养经验、担心孩子未来以及经济压力，面对妻子产前与产后的变化，如大大减少对丈夫的关注，这对男性心理是一种打击。男性的"产后抑郁"会对孩子早期成长产生较大影响，也应及时寻求心理医生的帮助。

 ## 更年期抑郁症

更年期是人生中的一个特殊阶段。医学上把女性 45~55 岁，男性 50~60 岁这个年龄阶段，称为更年期。在这一阶段，人的生理上会发生较大变化，免疫功能变低，神经内分泌系统的功能逐渐衰退，激素水平降低，再加上来自学习、家庭、婚姻、工作以及社会各方面的压力，常常发生一系列的躯体疾病和情绪上的变化。

若处于更年期的年龄范围内，感到自己对原来感兴趣的事物丧失了兴趣，情绪持续低落、沮丧，整日焦虑或怀疑自己得了不治之症，经过医学检查并未发现患病的依据，则有可能是患了更年期抑郁症。

老年抑郁症

老年抑郁症的症状不明显，容易被误诊或漏诊。通常，有一些老年人因朋友相继患病或因病离世，自己也出现了如胃部不适、肌肉关节疼痛或其他躯体不适，经过反复检查并未发现问题，这就是老年抑郁症出现的不典型抑郁症状。老年抑郁症最常见的表现是"疑病"，抑郁症状常被肠胃不适、便秘、睡眠障碍等躯体不适的症状所掩盖，老年抑郁症确诊率低的原因主要有以下几点：

（1）由于老年人的社会活动或工作减少，各种抑郁症状较难被及时发现。

（2）有些老年患者认为抑郁症是个弱点而羞于告诉周围的人他们所经历的悲伤或其他症状。

（3）老年人的情感缺失常被误认为冷漠。

（4）抑郁症患者的家人和朋友可能将各种抑郁症状误认为是衰老的正常表现。

（5）这些症状可能被归因于其他疾病，例如痴呆。

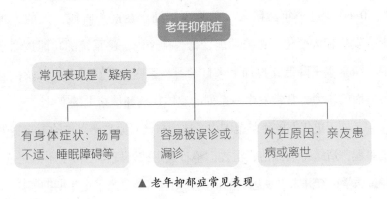

▲ 老年抑郁症常见表现

从神经学科看抑郁症

在中国古代，人们用"郁症"来描述以"沮丧"为主要特征的情绪障碍。在西方国家，抑郁症最早被称为"忧郁症"。第一个尝试用理性思维研究抑郁症的是被称为"医学之父"的古希腊时期的希波克拉底。希波克拉底认为人体内有四种体液：黑胆汁、黄胆汁、黏液和血液。在这套系统中，忧郁症是黑胆汁过多造成的。

公元前3世纪，古希腊哲学家亚里士多德在著作中进一步阐释了"胆汁学"，认为胆汁的温度最为重要，如果温度过低，就会引起"毫无缘由的沮丧"。他还认为忧郁气质与创造力、智力有关。

智力

创造力

忧郁气质

▲ 亚里士多德的观点

公元1世纪，古罗马的妇科专家索兰纳斯认为，躁狂症和忧郁症是与理智丧失有关的慢性病。同时期的鲁弗斯提出忧郁症可能存在先天和后天两种不同的类型。这是第一次有学者认为忧郁症存在多种病因。帕加马的伽林是古希腊最负盛名的医生之一，他论述了不同体液失衡会造成不同的忧郁类型，也应采取不同的治疗方法。

19世纪末，近代精神医学之父克雷佩林提出"精神问题是一种疾病，应该重视遗传因素的作用"。自此，精神疾病的概念出现了，专门的精神科医生也出现了，认为"性格和心理压力也是病因"。

20世纪60年代到20世纪后期，改善抑郁症状的药物相继开发出来，抑郁症理论发展起来，学者们提出抑郁症患者可能存在大脑机能问题。

1980年，美国精神病学会制定了《精神障碍诊断与统计手册》（《DSM-3》），比起性格和环境因素，医生们更加重视患者对症状的描述。抑郁症和躁郁症都归于"情感障碍"一类。

在最新的DSM-5中，抑郁症被分类为"抑郁障碍"，躁郁症被分类为"双相障碍"。

公元前 4 世纪

古希腊时期的希波克拉底提出"体液说"	治疗方法：净化和放血

公元前 3 世纪

亚里士多德认为胆汁的温度很关键	与创造力和智力有关

公元前 1 世纪

理智丧失的慢性病	心理干预对患者有效；放血；"圣药"可预防抑郁症；滴水声可诱导患者入睡

19 世纪末

精神疾病这一概念和精神科医生出现了	性格和心理压力也是病因

20 世纪 60 年代—后期

抗抑郁症药物出现了

1980 年

DSM-3 将抑郁症归于"情感障碍"

2013 年

DSM-5 发表，抑郁症和躁郁症有了新的分类

▲ 抑郁症观念的主要变化历史

"心情"受大脑操控

"抑郁"（Depression）一词在英语中的意思是"下沉、低沉"，常被用来描述正常的悲伤。而这种情绪状态也会发生在其他精神疾病中。但"抑郁"如果用于诊断，说明这种情绪已持续很久，病人感觉非常悲伤、忧虑，自我评价低，常常感到自己没有什么价值，自己责备自己，不愿与人交往，对平时感到愉快的活动没有兴趣或失去愉快感，也就是得了抑郁症。

人为什么会产生这种情绪呢？

实际上，这种心情和情绪与大脑的运作脱不开关系。我们的大脑有复杂的构造，每个区域和部位都具备自己的功能。脑区之间以及脑区与大脑之间的交流是通过神经系统来完成的。每个神经细胞都是一个细胞体，具有一个轴突、许多树突，名为"神经递质"的分子帮助神经细胞在突触形成的网络里完成信息的传递。

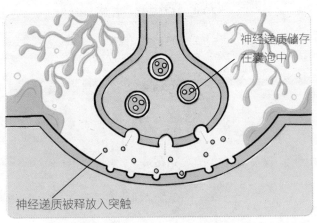

▲ 神经递质帮助神经细胞传递信息

大脑中至少有30多种这样的神经递质，其中单胺类神经递质对抑郁症格外重要，其中包括：去甲肾上腺素、多巴胺和血清素。在此基础上建立的"单胺理论"对抑郁症药物的开发起到了重要作用。

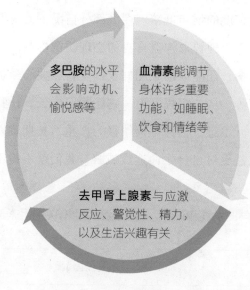

▲ 单胺类神经递质对抑郁症的影响

　　在另外一个生物学模型中，"神经-内分泌假说"表明很多激素也与抑郁症的病因有关系，内分泌失调也会增加患抑郁症的风险。内分泌系统是由许多器官组成的，比如甲状腺和肾上腺，它们通过向血液中释放激素，帮助调节身体的许多功能。激素是根据大脑信息产生的。

　　去甲肾上腺素、多巴胺和血清素这三者的受体都存在于大脑的下丘体中。对于抑郁症患者，通常认为是前额叶与大脑边缘系统出现了交流障碍，无法正常工作。

抑郁症是一种怎样的疾病？每个人的一生中，都会在某些时期感到不同程度的情绪低落。在大部分情况下，我们能利用自身的意志、信念、理智来构建自身的心理防御机制，以此来保持自己的心理平衡，还能借助亲朋好友的支持、关心爱护，来宣泄郁闷、缓解痛苦。从一定程度上，它让我们成长，让我们更能体会人生的意义。不过，当抑郁情绪极为严重，长期难以摆脱，影响工作学习，甚至对自身生命造成威胁，我们就不得不承认，我们患了抑郁症。

随着医学的发展和进步，与抑郁症产生有关的因素部分罗列如下。

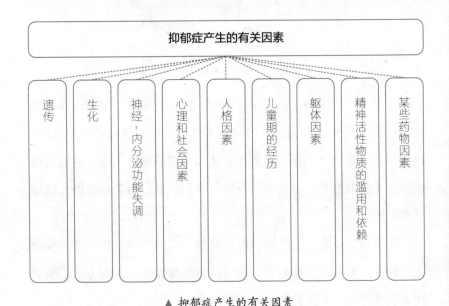

▲ 抑郁症产生的有关因素

需要注意的是，抑郁症引发的情绪低落症状往往会引发其他疾病，而后者又反过来加重抑郁症状。在患器质性脑病、严重的躯体疾病或使用某种药物后，以及除情感性精神病之外的精神病基础上发生的抑郁症，统称为继发性抑郁症。它与原发性抑郁症的主要区别在于：

原发性抑郁症	继发性抑郁症
并非由明确的器质性疾病，或服用某种药物、使用精神活性物质引起	由器质性疾病、躯体疾病以及某些药物和精神活性物质引起 体格检查有阳性，相应指标有改变
不会有意识障碍、记忆障碍或智力障碍	可能出现意识障碍、遗忘综合征及智力障碍
服抗抑郁药后症状会改善，但会复发，情况复杂	随自身疾病或药物服用变化而变化，抑郁症状会消失
有类似发作史，或有家族史	无心境低落的发作史，也无抑郁家族史
情绪持续低落	心境变化不明显，更多表现为易激惹、焦虑和紧张或情绪不稳、欣快，脑动脉硬化

▲ 原发性抑郁症与继发性抑郁症的区别

抑郁症的"三低"

抑郁症发作的表现可以概括为"三低"，分别为情绪低落、思维迟缓和意志活动减退。

情绪低落	・抑郁症的中心症状 ・表现为不愉快、悲伤、无望等 ・旁观者可以明显从表情和行为上察觉
思维迟缓	・思维迟钝，脑子变慢了，学习和工作效率低 ・语速慢、语音低、语量少，总是回答"不知道""没有想"
意志活动减退	・动作尤其手势减少，行动缓慢 ・少数抑郁状态严重者，会缄默不语、不食不动、卧床不起，即处于"木僵"状态

▲ "三低"表现

以上这些症状是典型的重度抑郁症的症状表现，但并非所有抑郁症患者都会有"三低"表现，这种表述已经较为少用。

 抑郁症的"四自"

"四自"指的是抑郁症病人常出现自卑、自责、自罪、自杀。抑郁症病患者常常过低评价自己，认为自己的能力、品质都不如别人，这就是自卑；自责指的是对自己的小过失加以夸大，认为自己让别人失望，增加了别人的负担，严重时会产生妄想，认为自己犯下了严重的错误和罪行，即"自罪"；他们夸大事实，无中生有，认为自己应该受到惩罚，甚至用自杀寻求解脱。

抑郁症的"五征"

　　抑郁症的临床表现还可概括为"五征",即"懒、呆、变、忧、虑"。

　　"懒"指的是什么都不想干,对学习、工作、家务都不感兴趣,终日发呆或躺在床上。

　　"呆"指的是反应迟钝,记忆力减退,不愿与人交流,表现木讷,常常回答"我不知道"或"我不会"。思维迟钝,记忆力和注意力下降,理解能力明显减退,也被称为"假性痴呆"。

　　"变"指的是病人抱怨自己身体不适,头痛、乏力、休息不好,食欲减退,患病前后性格大变,对待亲情也变得很冷淡。

　　"忧"指的是意志消沉,万念俱灰,心情沮丧,整天胡思乱想,无法排解,会有生不如死的消极念头和言行。

　　"虑"表现为多思多虑,焦虑不安,常常自责、自卑,犹如焦虑症。

　　如果出现了上面的"三低""四自""五征",要及时去医院,由专科医院判断是否患了抑郁症。

第二章
抑郁症的信号

　　抑郁症的确诊需要极强的专业性，大部分情况下我们不能为自己、为亲人私自做出诊断，因为很多心理或生理疾病都会带来同样的症状。在缺乏专业和系统知识的情况下，我们要在收到"信号"时去寻求专业的诊断和治疗，以免耽误病情。

01

原发性抑郁症的患病信号

　　患病信号不同于诊断标准。当我们观察到自己或他人出现以下表现时，就要多加注意，但不能妄下判断。当某些情况持续 2 周或以上，在生活、交际以及学习和工作上就会受到影响。

　　原发性抑郁症的都有哪些患病信号呢？

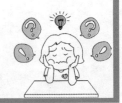

儿童和青少年抑郁症发病率近年逐渐提高，在父母和老师眼里，常常将下面的表现当成是品格或个性问题。

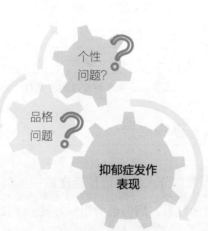

▲ 儿童和青少年抑郁症被误解

但对专科医生来说，心事重重、似病非病这些表现正是青少年抑郁症的特异性表现。

儿童 抑郁症的 患病信号	容易发脾气，哭闹、恐惧；不活泼，不开心；进食过多或过少
	对以前喜欢的游戏十分漠然，不喜欢与其他小朋友交往，不再喜欢过去喜欢的玩具
	认为自己容貌丑，不自信
	以往乖巧的孩子忽然逃学、不遵守纪律，打架，爱捣乱
	头痛、头晕、乏力、心慌，儿科查不出病因
	有自残自虐行为，如撞头等

青少年 抑郁症的 患病信号	焦虑，感到恐惧，情绪很不稳定
	认为自己无能、容貌丑陋，没人喜欢自己
	无原因的逃课，说谎，行为异常
	达到目标后并不高兴，没有成就感，感到失落
	人际交往出现严重问题，怨恨他人，爱争吵
	头晕头痛，心慌乏力，身体不适说不出原因

▲ 儿童、青少年抑郁症的患病信号

 ## 成年人的患病信号

抑郁症中，大部分人的病情是轻度或中度的，即使病情较严重，经积极配合治疗后，病情也会很快好转。下面的这些信号能帮助我们及早判断自己是否处于"抑郁状态"。

成年人 抑郁症的 患病信号	总是高兴不起来，感到沮丧，看见别人高兴自己反而生气
	什么都不想干，感到全身无力，无论上班和做家务都提不起兴趣
	注意力不集中，记忆力差，脑子常常一片空白
	没食欲，或总想吃东西 婚后性冷淡，对性无兴趣，阳痿
	总想不开心的事，凌晨两三点失眠；睡得太多，一直犯困
	感到自身很虚弱，行动迟缓，身体走动不灵活
	躯体健康，但体重无原因下降
	头痛、恶心、背痛、胃部难受、便秘，但检查不出原因
	脾气坏，心情烦，坐立不安，常因小事与人争吵

	交际减少或闭门不出，对什么都没兴趣
	能力强，但犹豫不决，认为自己能力下降
	自卑，认为自己有罪，是个失败者，认为别人都比自己强
	认为自己生存没有价值，生不如死，有轻生的念头或行为

▲ 成人抑郁症的患病信号

 ## 老年人的患病信号

除了心情持续低落的表现外，老年人容易出现"疑病"观念，产生焦虑和情绪不稳。处于青春期和老年期两个年龄阶段的患者都是自杀的高危人群。因此，对老年人日常中出现的心理变化需特别留意。

老年人抑郁症的患病信号	怀疑自己患有身体疾病，小病当重病，或患有不治之症，没有医学依据
	焦虑不安，心烦意乱日益加重，常与人产生矛盾
	闷闷不乐，缺少活动，并非因脑或躯体疾病引起的行动、语言缓慢
	无明显原因的失眠、疼痛、食欲不振和乏力
	出现痴呆症状，如对外界不关心，词不达意，认为自己脑子变慢、变笨了
	认为自己有罪，有人坑害自己
	有轻生的念头，认为人生没前途
	睡眠容易醒，烦躁不安
	冬季容易悲观，不想活动和起床

▲ 老年人抑郁症的患病信号

02

继发性抑郁症的患病信号

继发性抑郁症是由器质性疾病、躯体疾病，以及某些药物和精神活性物质引起的，随自身疾病或药物服用变化而变化。

继发性抑郁症有哪些患病信号呢？

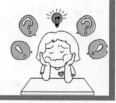

很多躯体疾病，尤其是慢性疾病可能会成为抑郁障碍发生的重要危险因素。哪些疾病与抑郁症的发生关系较为密切呢？

恶性肿瘤	·在恶性肿瘤患者中抑郁症的发病率要超过其他人群 ·恶性肿瘤对人生命的威胁，对人社会功能的破坏较大，抗肿瘤药物不良反应大，手术治疗所导致的躯体伤害以及生活不便，都成为抑郁症发作的诱因
甲状腺疾病	·甲状腺功能减退会让病人出现心境低落、思维迟缓、记忆力下降、精神萎靡、兴趣缺乏、嗜睡等一系列与抑郁症相似的症状 ·在思维、情感和行为抑制上表现突出
糖尿病	·糖尿病病人中 60%~75% 伴有抑郁情绪，自杀发生率是一般人群的 3 倍 ·糖尿病病人对躯体和并发症的过分担心，护理以及饮食禁忌过多提高了抑郁症的患病率
心血管疾病	·心血管疾病，如风湿性心脏病等会让患者情绪低落、记忆力下降，产生睡眠障碍，成为抑郁症的危险因素 ·抑郁情绪反过来又会对冠心病的发展产生负面影响，如提高心肌梗死患者的死亡率
神经系统疾病	·帕金森和癫痫等疾病容易伴发抑郁 ·疾病造成的生活质量下降以及社会偏见带来心理问题 ·抗癫痫、抗帕金森病药物的影响 ·可能存在共同的神经生物学机制的作用

▲ 与抑郁症关系密切的疾病

脑和躯体疾病引起抑郁症，我们也会在观察中注意到一些信号。另外，酒精和某些药物的滥用也会引起抑郁症，从而产生患病信号。

脑和躯体疾病引起抑郁症的患病信号	有脑病或躯体病的证据
	抑郁症发生在患病后，并随病情变化而波动
	脑子空白，记忆力衰退，注意力不集中
	食欲不振
	对性无欲望
	失眠或总发困
	心情烦躁，脾气变化，常因小事与人发生争执
	感到自卑，对自己没信心
	认为自己有罪，是个失败者
	认为人生没前途，活着没价值，有轻生行为

▲ 脑和躯体疾病引起抑郁症的患病信号

03

抑郁症自我诊断方法

　　当前，我国在抑郁症诊断、治疗、康复方面存在一定局限，很多人对精神疾病普遍认识不足，有以病为耻的观念，发病后耻于就医。另外，很多人有"事情过了，心情好了，抑郁症就好了"的错误观念，即使来到医院，因为查不出身体不适的原因，反而有一种"果然是精神太脆弱"的错误判断。

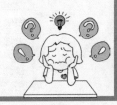

当有一些信号出现时，不管发生在自己身上还是亲近的朋友身上，我们都要注意，这不是一种简单的抑郁情绪，而是需要医生帮助的情绪障碍型心理疾病。注意以下这些症状，如果其中的一个或几个出现，我们就要提高警惕了，这或许是抑郁症发作的征兆，及时就医是很有必要的。

身体预警信号	遇到喜事也不高兴，丧失愉快感
	嗜好、兴趣消失，甚至对日常活动失去兴趣
	持续数周失眠，早醒
	近期明显没有进取心，随遇而安
	自责、自卑，对过去悔恨，对未来没有信心
	腹胀、腹泻、胃痛，但查无实据
	怀疑自己得了大病
	思维变得迟钝，觉得自己变笨，犹豫不决，少决断
	记忆力变差，丢三落四
	急躁易怒
	心慌、心悸
	找不到起源的头痛、腰痛、肢体痛
	疲倦，不想说话
	食欲下降，性欲抑制，体重下降
	社交活动变少
	感到"大脑发慌"或"腿足发慌"
	感到自己没有存在价值，无助感
	常感到有问题没解决，难以解决
	说不出来的空虚、寂寞和孤寂，可有强迫感

▲ 抑郁症身体预警信号

下面是一种判断自己是否患有抑郁症的简便方法。仔细阅读，然后圈出适合自己的情况，将对应的分数相加，累计得分在 15 分以上，说明你应到医院就诊；得分在 5~15 分，说明你也需要得到医学帮助。若你曾有自杀或伤害他人的念头，一定要告诉医生。

抑郁症的自我诊断测试

你是否有如下的感受	在符合的情况下打√			
	不是（0分）	偶尔是（1分）	有时是（2分）	经常是（3分）
你是否感觉沮丧和忧郁				
过去常做的事，现在做起来是否感到吃力				
你是否无缘无故地感到惊慌和恐惧				
你是否容易哭泣或感觉很想哭				
过去常做的事，是否现在兴趣减低				
是否感到坐立不安或心神不宁				
你是否晚上不服药就很难轻松入睡				
你是否一走出自己的房间就感到焦虑				
你是否对周围的事物失去兴趣				
你是否毫无原因地感到疲倦				
你是否比平时更爱发脾气				
你是否比平时早醒，醒后就再也睡不着了				

第三章

抑郁症的
症状与表现

　　抑郁发作以"心境低落"为主，与真实处境不相称。医学上定义的主要症状表现为：心境低落、思维迟缓、认知功能损害、意志活动减退和躯体症状。患抑郁症的人心境苦闷、思维迟钝，联想缓慢，言语少，语速慢，语音低沉或常常沉默不语，行动迟缓。严重者会出现幻觉、妄想等精神性症状。

01

抑郁症的早期症状

　　典型的抑郁症表现容易识别，当我们或别人有"情绪低落、思维迟钝、意志消沉"的表现时，就有可能是"抑郁症"在作祟。但抑郁症中"不典型"表现更多，从外表看，他们并没有终日叹气、哀伤，没有以泪洗面、寻死觅活，这种抑郁症患者内心痛苦，却不易被察觉。

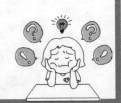

抑郁症以心情低落为主要特征，若在察觉后发现有下列症状中的四项，而且已经持续一段时间（2周以下），最好还是及时求医。

心情抑郁	·抑郁心境可分为情绪不佳、忧伤、悲观、绝望等不同程度 ·总是心情沉重，高兴不起来，郁郁寡欢，痛苦难熬。有的人也有焦虑、紧张不安的症状
丧失兴趣	·对生活、工作的热忱和乐趣丧失，索然无趣 ·闭门独居，疏远亲友，回避社交，体验不到天伦之乐，对以前的爱好不屑一顾
精力丧失	·即使洗漱、穿衣的生活小事都感到费劲，力不从心，感到疲乏 ·自述"精神崩溃"，如同"泄气的皮球"
自我评价低	·过分贬低自己，把自己说得一文不值，过去和未来都一片黑暗 ·强烈的自责、内疚、无助、无用感
思维迟缓	·注意力困难，记忆力减退，脑子迟钝，思路闭塞 ·行动迟缓，呈显著、持续、普遍抑郁状态；也有表现焦虑和紧张的
躯体症状	·睡眠障碍 ·性功能低下。 注意：并不是所有病人都有所有症状
食欲不振	·食欲减退，体重减轻 ·茶不思饭不想，美味没有诱惑力

性功能减退	· 男性可能阳痿 · 女性有性感缺失
睡眠障碍	· 比平时早醒，醒后不能再入眠 · 陷入悲哀的气氛里
昼夜变化	· 昼轻夜重。清晨或上午陷入心情低落的情绪里，下午或傍晚好转 · 昼夜变化发生率约 50%
其他	· 严重时有幻觉，现实解体、人格解体 · 思维联想迟缓，老年人会出现抑郁性假性阿尔茨海默病

▲ *抑郁症的早期症状*

抑郁症的基本表现

　　抑郁症的基本表现为抑郁发作和躁狂发作两种完全相反的状态。抑郁发作时表现出心境低落、精力减退和活动减少，躁狂发作时表现为心境高涨、精力充沛和活动增加。这两种表现也是抑郁症分类的主要依据。

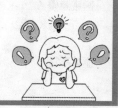

抑郁症表现有哪些形式

抑郁症的表现形式有很多，有的抑郁症较难发觉，具有"隐匿"特征。如微笑型抑郁，有这种抑郁倾向的人表面若无其事，甚至看起来开朗热情，其实内心深处非常压抑和忧愁。另一种类型的显著特征是容易动怒，一言不合就与人争吵，其实这是一种痛苦和压抑的释放，本质也是情绪低落，也是对抑郁情绪的掩饰，被称为"激越型抑郁"。

心情抑郁	·轻者心情不佳、苦恼、忧伤，整日唉声叹气 ·重者情绪低沉、悲观、绝望，有自杀倾向
快感缺失	·对娱乐或日常活动提不起兴趣，体验不到乐趣 ·回避社交
持续疲劳	·力不从心，对生活和工作丧失积极性，身体疲倦 ·重者无法顾及吃、喝、个人卫生
睡眠障碍	·可入睡，但几个小时后就醒来，醒后心情抑郁 ·或入睡困难，噩梦连连 ·或嗜睡，睡不够，逃避现实
躯体不适	·忍受身体各种痛苦，却查不出原因，病症得不到缓解
自我评价低	·自卑，常有自己无用、无价值的感觉 ·内疚、自责、自我惩罚
自杀行为	·抑郁症最危险的行为

▲ 抑郁症的表现形式

抑郁症发作：核心症状

抑郁症发作时主要以情感低落、思维迟缓、意志活动减退和躯体症状为主。核心症状包括心境或情绪低落、兴趣缺乏以及乐趣丧失。这三个主要特征可以同时出现，互为因果、互相联系，或只有其中一二项症状突出。这些核心症状的具体表现是：

情绪低落	心情不好，高兴不起来。感到绝望和无力，区别于丧亲所致的悲哀 绝望：对前途感到失望，认为自己没有出路 无助：对现状缺乏改变的信心和决心，如感到自己的病情无法好转，对治疗失去信心 无用：认为自己一无是处，只会给人带去麻烦，对别人没用，认为没人在乎自己
兴趣缺乏	对以前喜爱的活动缺乏兴趣：业余爱好、文娱及体育活动。有的人会参加一些活动，如看电影、看书、看电视，表面上兴趣还在，但实际无法从中获得乐趣。有的人并不认为自己情绪不好，只是觉得对周围事物不感兴趣
乐趣丧失，快感缺乏	无法从生活中体验到乐趣。有时参加活动是为了消磨时间，或者从悲观中摆脱出来，而不是为了体验活动本身的乐趣

▲ 抑郁症核心症状的具体表现

 躁狂发作：单相与双相

躁狂发作的特征是情感高涨、思维奔逸和意志行为增强。有些抑郁症病人在服用抑郁症药物治疗期间，或者在病情控制、抑郁症状消除后有躁狂发作，变成"躁狂症"，也称躁狂抑郁症。

　　若一直表现为抑郁发作称为单相抑郁发作；若两者都出现，既有抑郁发作，又有躁狂发作，则称为双相情感性精神障碍，简称双相障碍。

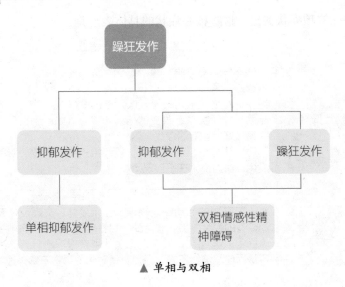

▲ 单相与双相

　　还有一种较为特殊的类型是混合性发作，即躁狂症状和抑郁症状在一次发作中同时出现，如一个躁狂发作的病人忽然转为抑郁，几个小时后又再度躁狂。不过这种状态持续的时间较短，症状也不典型，容易被误判为精神分裂症。

情感高涨	·表现为轻松、愉快、兴高采烈、乐观，具有感染力 ·有易激惹的情绪，听不得反对意见，因小事大发雷霆，严重者会出现破坏或攻击行为
思维奔逸	·言语多，滔滔不绝，说话速度跟不上思想 ·心境高涨时自我感觉良好，夸大、漫无边际，甚至达到妄想的程度，内容荒谬，持续时间短暂
意志行为增强	·活动增多，喜欢交往，好开玩笑和恶作剧，好管闲事 ·整日忙碌，虎头蛇尾，一事无成 ·缺乏深思熟虑，到处惹事

▲ 躁狂抑郁症的特征

 ## 抑郁症病人的心境表现

　　心境，指的是一种较弱而持续的情绪状态，它是一段时间内精神活动的基本背景。抑郁症病人会表现出各种不同程度的抑郁心境，主要体现在面部表情、肢体语言和语言内容三个方面。

面部表情	肢体语言	语言内容
·脸上沮丧而苦闷 ·易哭 ·低头，板着脸，一言不发	·沉默，呆坐 ·身体前倾、蜷缩 ·无可奈何的手势	·一直想哭 ·看别人高兴，心烦 ·没有好心情

▲ 抑郁症病人的不同心境表现

03

抑郁症的躯体症状

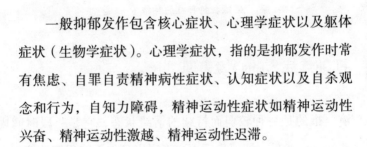

　　一般抑郁发作包含核心症状、心理学症状以及躯体症状（生物学症状）。心理学症状，指的是抑郁发作时常有焦虑、自罪自责精神病性症状、认知症状以及自杀观念和行为，自知力障碍，精神运动性症状如精神运动性兴奋、精神运动性激越、精神运动性迟滞。

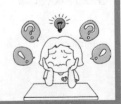

抑郁症的躯体症状，又称生物学症状，包括睡眠紊乱、乏力或精力减退、食欲下降、性功能减退、体重下降、便秘、全身疼痛不适等如下躯体症状：

睡眠紊乱	· 入睡困难、睡眠浅、早醒。早醒最为常见，具有特征性意义 · 睡眠感缺失，认为自己没睡着，主观性失眠，对催眠药无效 · 少数病人可能出现睡眠过多
食欲减退	· 轻者食不甘味 · 重者完全丧失进食的欲望，体重明显下降，营养不良 · 常见便秘
性功能减退	· 减退或丧失，无法体验乐趣 · 女性患者可能会出现闭经
精力减退	· 无精打采，乏力、懒惰
晨重夜轻	· 情绪在晨间加重，下午和傍晚减轻
非特异躯体症状	· 头晕头痛、胸闷心慌 · 身体任何部位的疼痛、麻木，以及尿频、尿急等

▲ 抑郁症的躯体症状

04

各类抑郁症的特点

　　通过对抑郁症各种表现的了解，很容易发现典型的抑郁症并不难识别，但生活中我们也常常遇到这样的病人，他们并没有表现出典型的抑郁行为，如整天唉声叹气、以泪洗面、犹豫不决和寻死觅活，甚至看起来和常人无异，但只有他们自己知道内心是处于怎样的痛苦煎熬中。因为症状不典型，被称为"不典型"抑郁症。

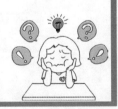

不典型抑郁症

不典型抑郁症不易识别，容易被误诊和忽视，病人长期陷于痛苦之中无法缓解，因此早期识别抑郁症非常重要。

不典型抑郁症的类型	特点
"微笑性"抑郁症	本人感受到抑郁，但在旁人面前却谈笑风生，别人很难发现到这种"强颜欢笑"
"勤勉性"抑郁症	与丧失工作兴趣的典型症状不同，这类病人表现为"工作狂"，全身心投入工作，忙忙碌碌，害怕"闲下来"
"隐匿性"抑郁症	身体上的病症掩盖了抑郁症症状。身体感觉不适，抑郁情绪并不明显。病人在各科室之间求治，却始终查不出病因

▲ 不典型抑郁症的特点

★微笑型抑郁症

在传统印象中，抑郁症病人总是情绪低落、垂头丧气、无欲、无趣的，很少有人将抑郁与"微笑"这个词联系起来。然而现实中，有一些抑郁症病人将痛苦掩藏，内心深处极度痛苦、压抑、悲哀，却始终在人前面带"微笑"。

这类抑郁症容易发生在高学历、有一定身份和地位的成功人士身上。他们理智高于情感，压抑克制，长期抑郁容易导致免疫能力下降，易患各种躯体疾病，如消化道或心血管疾病。

另外，有些严重的抑郁症患者为了实现自杀的目的，也会忽然"强作欢颜"，逃避医生和家人的注意，为自杀创造条件。对于严重

抑郁症患者的忽然"好转"或"开朗"，应高度警惕，预防自杀。

微笑型抑郁症的自我诊断

按照真实情况回答测试问题	在适合的选项上打✔			
	没有（0分）	轻度（1分）	中度（2分）	严重（3分）
1. 你是否一直感到伤心或悲哀				
2. 你是否感到前景渺茫				
3. 你是否觉得自己没有价值，自认为是一个失败者				
4. 你是否感觉力不从心或感叹自己比不上别人				
5. 你是否对任何事都自责				
6. 你是否在做决定时犹豫不决				
7. 最近你是否一直处于愤怒和不满状态				
8. 你对事业、家庭、爱好或朋友是否丧失了兴趣				
9. 你是否感到一蹶不振，做事情毫无动力				
10. 你是否以为自己已衰老或失去魅力				
11. 你是否感到食欲不振或情不自禁地暴饮暴食				
12. 你是否患有失眠症或整天感到体力不支昏昏欲睡				
13. 你是否丧失了对性的兴趣				
14. 你是否经常担心自己的健康				

按照真实情况回答测试问题	在适合的选项上打√			
	没有 （0分）	轻度 （1分）	中度 （2分）	严重 （3分）
15. 你是否认为生存没有价值或生不如死				

评分标准：

0~4分：没有抑郁症。

5~10分：偶尔有忧郁情绪。

11~20分：有轻度忧郁症。

21~30分：有中度忧郁症。

31~45分：有严重忧郁症并需要立即治疗。

注：本测试由美国著名心理学家DavidD·Burns博士设计。

★隐匿性抑郁症

　　人的情绪与身体状况密切相关。心情好，胃口大开；心情不好，就茶不思饭不想，影响食欲。持续的心境抑郁会引起全身各系统的不适感，如体力下降、关节酸痛、疲乏、腰酸、头沉、胸闷、气短、心慌、心跳加快、恶心、腹胀、便秘、早醒等。有的人因为躯体不适四处求医，频繁进出各大医院，进行各式各样的检查，却始终没有改善状况，也查不出原因。病人常常误以为是身体不适引起了心情不好，却想不到这些身体不适是由心情不好引起的。这种抑郁症在确诊后，应用抗抑郁药物进行治疗，通常几周后会逐渐好转，如睡眠改善、食欲增加、体重恢复等，直到那时，病人才会相信自己得了抑郁症。

内源性和反应性抑郁症

内源性和反应性抑郁症是抑郁症的两种基本类型。内源性抑郁症在临床表现上没有明显的病因或诱因，即使有疑似病因的事件，这类事件的强度和频度按平常人来说也并不足以构成致病因素。内源性抑郁症是抑郁症最主要的抑郁类型，由病人内部生化代谢等病理心理因素导致抑郁发作，常常为慢性疾病，情感障碍比较显著，运动型抑制也较严重。

反应性抑郁症恰恰相反，病前受明显的精神刺激，即在生活某事件的应激下发生抑郁症，抑郁情绪围绕心因性事件。

相对来说，反应性抑郁症治疗效果要好，恢复较快，复发的可能性小。

内源性抑郁症

- 不存在心因性事件
- 睡眠障碍、食欲不振、体重下降
- 容易复发

反应性抑郁症

- 应激性不良生活事件发生
- 常有焦虑、激惹、恐怖、心里不稳定等情感障碍
- 治疗效果好，事件化解，病情好转
- 恢复快，病程短
- 容易受外界环境影响，运动和精神障碍症状较轻

▲ 内源性和反应性抑郁症

★内源性抑郁症

一般内源性抑郁症的主要特点可以概括为"五征"：懒、呆、变、忧、虑，符合的症状越多，诊断越准。如果还伴随长期失眠的情况，那抑郁症的可能性就相当高了。

特点（1）	· 什么都不想干，坐着发呆 · 疲乏无力，懒得应付
特点（2）	· 记忆力衰退，反应迟钝 · 不想交流，常说"我不知道，我不会" · 动作迟缓，思维迟钝
特点（3）	· 患病前后有明显的情绪和性格变化 · 体力和脑力大不如前，对亲情也很冷淡，像"换了个人"
特点（4）	· 万念俱灰，意志消沉 · 食欲差，消瘦，身体不适 · 胡思乱想，感觉生不如死，十分消极
特点（5）	· 多思多虑，坐立不宁 · 一筹莫展

▲ 内源性抑郁症特点

更年期抑郁症

更年期抑郁症在女性中较为常见，首次发病于更年期期间。由于卵巢功能减退以及急速的变化，病人出现精神心理、神经内分泌和代谢等方面的变化。

早期多表现为神经衰弱，如头痛、头晕、失眠、乏力，之后出现躯体不适，食欲不振，口干、心悸、便秘、胸闷等。生理方面的变化之后，会表现出明显的抑郁，情绪悲观，忧虑未来，认为自己一无是处，生不如死，极易形成被害妄想。在思维和行为上的抑制不太明显，但容易产生突然的焦虑和紧张情绪。

 ## 老年性抑郁症

除了抑郁心境外，老年抑郁症在躯体不适上的表现更为明显，如食欲差、腹胀、便秘等，容易产生"疑病观念"。老年病人因思维明显迟缓，记忆力下降，会有类似痴呆的表现，这种状态被称为

情感障碍	·长期存在抑郁心境，无精打采，心里难受 ·兴趣下降
思维障碍	·脑力和注意力下降 ·应答慢，主动性言语减少
认知功能障碍	·记忆力减退 ·计算、理解、判断力下降
意志和行为障碍	·轻者回避社交 ·重者无欲无求，日常生活不能自理，有自杀企图和行为 ·老年患者自杀行为更加隐蔽，更坚决，一定要引起关注

▲ 老年性抑郁症的表现

"忧郁性假性痴呆"。

老年病人容易因"疑病"出现明显焦虑、烦躁，有时也表现为易激惹和敌意，以及情绪不稳等。

 ## 儿童抑郁症

儿童罹患抑郁症，多因家庭生活事件，如父母过高的期待，管教方式不得当，父母感情出现问题等构成对儿童的重大应激事件。儿童抑郁症以抑郁情绪为主要特征，还有如下表现：

情绪低下	学习困难	行为迟缓	躯体症状
·自我评价低，悲伤 ·爱发脾气，悲观厌世	·注意力不集中，记忆力下降 ·厌学、恐学、逃学、拒学	·户外运动少，思维迟钝 ·反向症状也常常出现，如不听管教，有攻击行为	·头晕等身体不适 ·起病急，预后好

▲ 儿童抑郁症的表现

根据调查，大约16%的抑郁症儿童所表现出的症状与典型抑郁症并不符合。如典型抑郁症普遍失眠，非典型儿童抑郁症病人表现正好相反，睡觉时间更长。有的孩子话多，爱发脾气，有的孩子表现出攻击行为，自伤、自虐甚至自杀等。

青春期抑郁症

青春期抑郁症的症状与成年人基本类似，主要表现为情绪长时间低落、感觉心里有无穷无尽的烦恼。表情忧伤，语速缓慢，有严重的孤独感；有的不爱交际，对任何事都不感兴趣；心理过程和动作有障碍，看不进书，写字不整齐，做事觉得没意思；头痛、食欲差、严重失眠；学习成绩明显下降，还常常产生自卑感，自罪、自责，对生活失去信心，有轻生的念头。

此外，还可能出现反社会行为，如吸烟、酗酒、吸毒、犯罪、自杀等。

产后抑郁症

50%~80% 的女性在生产后的 1~5 天内会有抑郁的感受。在这几天内，新妈妈容易哭泣、感到异常疲倦以及短暂的情绪不稳定。不过大多数人会很快恢复正常，抑郁的感受也会很快消失。但若得了产后抑郁症就不同了，病人会感到自罪、自责，严重者会消极自杀甚至做出伤害孩子的危险行为。

英国专家设计了一套产后抑郁筛查量表，名为"爱丁堡产后抑郁量表"。该量表包括 10 个自评项目，5 分钟内即可完成。若总分达到 13 分，就有 80% 的可能患上了产后抑郁。

爱丁堡产后抑郁量表

1.我能看到事物有趣的一面，并笑得开心	同以前一样	没有以前那样多	肯定比以前少	完全不能
	0分	1分	2分	3分
2.我欣然期待未来的一切	同以前一样	没有以前那样多	肯定比以前少	完全不能
	0分	1分	2分	3分
3.当事情出错时，我会不必要地责备自己	没有这样	偶尔这样	有时这样	大部分时候这样
	0分	1分	2分	3分
4.我无缘无故感到害怕和惊恐	一点也没有	偶尔这样	有时候这样	经常这样
	0分	1分	2分	3分
5.我无缘无故地感到焦虑和担心	一点也没有	偶尔这样	有时候这样	经常这样
	0分	1分	2分	3分
6.很多事情冲着我来，使我透不过气来	我一直都能应付得好	大部分时候我都能像平时那样应付	有时候我不能像平时那样应付得好	大多数时间我都不能应付
	0分	1分	2分	3分
7.我很不开心，以至于失眠	一点也没有	偶尔这样	有时候这样	大部分时候这样
	0分	1分	2分	3分
8.我感到难过和悲哀	一点也没有	偶尔这样	有时候这样	大部分时间这样
	0分	1分	2分	3分
9.我不开心，甚至要哭	没有这样	偶尔这样	经常这样	大部分时间这样
	0分	1分	2分	3分
10.我想过要伤害自己	没有这样	很少这样	有时候这样	经常这样
	0分	1分	2分	3分

说明：在对应的分数上画圈，最后将分数相加。

第四章
抑郁症的诊断与分类

有关抑郁症的概念和诊断标准很多。不管是 DSM 还是 ICD，都将抑郁症定义为一个综合征，根据严重程度、病程长短、伴有或不伴有精神性症状、有无相关原发病因等分为不同类型。制定统一并被公认且接受的诊断标准，一直是全世界各国学者们奋斗的目标。

01

抑郁症的诊断标准

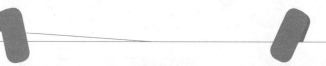

　　抑郁症的概念和诊断标准很多，有用于科研的，也有临时操作用的。当今世界上影响较大的诊断标准分别是美国精神病学会制定的《精神障碍诊断与统计手册》（DSM-5，2013）与世界卫生组织制定的《国际疾病与分类》（ICD-10，1992）。了解抑郁症的诊断标准，会帮助我们深入了解抑郁的更多真相。

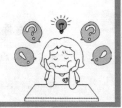

国际卫生组织 ICD-10 的诊断标准

无论在 ICD 还是 DSM 的诊断系统中，抑郁症或抑郁障碍都是作为一个综合征被分为不同的种类。在 ICD-10 中，抑郁症的诊断标准包括 3 条核心症状以及 7 条附加症状。

核心症状（3）

· 心境低落
· 兴趣和愉快感丧失
· 导致劳累增加和活动减少的精力降低

附加症状（7）

· 注意力降低
· 自我评价和自信降低
· 自罪观念和无价值感
· 认为前途黯淡悲观
· 自伤或自杀的观念或行为
· 睡眠障碍
· 食欲下降

▲ 抑郁症的诊断标准

ICD-10 将抑郁症分为 2 个部分：单次抑郁发作和复发性抑郁障碍。根据抑郁发作的严重程度，抑郁症又分为轻度、中度、重度三种类型。

轻度抑郁	中度	重度
·至少2条核心症状 ·至少2条其他症状 ·患者的日常工作和社交活动有一定困难，社会功能受到影响	·至少2条核心症状 ·至少3条（最好4条）其他症状 ·患者工作、社交或家务活动有相当困难	·3条核心症状 ·至少4条其他症状，某些症状达到严重的程度 ·若病状极为严重或起病非常急，不足两周诊断也是合理的 ·几乎不可能继续社交、工作或家务活动

▲ 抑郁症严重程度分类

美国DSM-5诊断标准

抑郁症的研究是不断更新和进步的，随着新的研究成果或观点的出现，抑郁症的概念、分类、诊断标准还会出现变化。美国精神医学会1980年发布了DSM-3，主张将抑郁症病人的性格和环境因素排除在外，只把诊断标准聚焦在抑郁症病人的症状上。

1. 关于"重性抑郁"的概念

DSM-5中，"重性抑郁"或"重度抑郁障碍"这一名词被简称为抑郁症。在原有标准中，重性抑郁症也并不是"严重的抑郁症"的意思，而是特指那种满足所有发作条件的"主要的，重要的"抑郁症。

2. DSM-5的抑郁症（重性抑郁发作）的诊断标准

（1）在2周内，出现与以往功能不同的明显改变，表现为下列5项以上，至少一项是①心境抑郁②丧失兴趣或乐趣

①几乎每天的一天中大部分时间都感到忧郁、悲伤、空虚
②几乎每天的一天中大部分时间对所有活动的兴趣都显著降低
③没节食的前提下，体重显著减轻，或体重增加（体重变化超过原体重的5%）
④每天失眠或嗜睡
⑤几乎每天精神运动性激越或迟缓（他人可观察到）
⑥几乎每天疲倦乏力或精力不足
⑦几乎每天感到生活没有价值，过于自罪、自责（达到妄想程度）

（2）这些症状并不符合混合发作的标准

（3）产生了明显的痛苦和烦恼，在社交和职业上造成缺损或障碍

（4）并非由于其他药物或疾病引起

（5）不能归因于离丧

▲ DSM 关于抑郁症诊断的标准

《中国精神障碍分类与诊断标准》（CCMD-3）

在 ICD-10 与 DSM-4 的基础上，我国编写了《中国精神障碍分类与诊断标准》（CCMD-3），诊断标准由症状标准、严重标准、病程标准和排除标准等组成。

症状标准	以心境低落为主要特征且持续2周,在下列9项症状中,至少有4项: ①兴趣丧失、无愉快感 ②精力减退或疲乏感 ③精神运动型迟滞或激越 ④自我评价过低、自责,或有内疚感 ⑤联想困难或自觉思考能力下降 ⑥反复出现想死的念头或有自杀、自伤行为 ⑦睡眠障碍,如失眠、早醒,或睡眠过多 ⑧食欲降低或体重明显减轻 ⑨性欲减退
严重标准	社会功能受损,给本人造成痛苦或不良后果
病程标准	符合症状标准和严重标准至少已经持续2周;可存在某些分裂性症状,但不符精神分裂症的诊断。若同时符合精神分裂症的症状标准,在精神分类症状缓解后,满足抑郁发作标准至少2周
排除标准	排除器质性精神障碍,或精神活性物质和非成瘾物质所致抑郁

▲ CCMD-3诊断标准

抑郁症的诊断要点

　　是不是有了抑郁症症状，就一定是患上了抑郁症呢？一般来说，只有抑郁症症状达到一定的严重程度和时长，影响社会功能或给本人造成了痛苦或不良后果，才算病态。另外，抑郁症的诊断还要排除许多其他疾病，最后，经过全面、系统、综合的分析，才能诊断抑郁症。

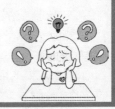

抑郁症的诊断过程

在诊断抑郁症时，医生要通过谨慎的询问和交流，对病人情况做出初步判断。即使病人的表现符合抑郁症的诊断标准，也要确认是否符合某些特定的特征，是否潜伏着某些疾病，是否服用了某些药物导致了副作用。

根据不同的患者，需要采取不同的检查手段。下面的图表展示了如何通过检查确定抑郁症病因的整个流程。

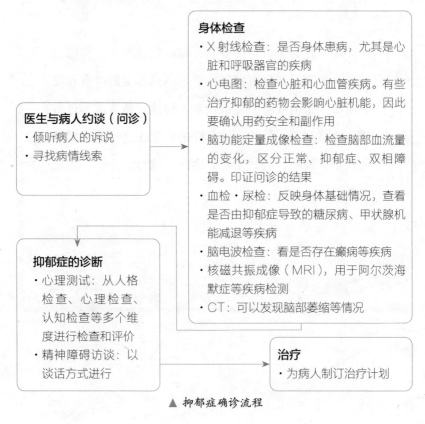

身体检查
- X 射线检查：是否身体患病，尤其是心脏和呼吸器官的疾病
- 心电图：检查心脏和心血管疾病。有些治疗抑郁的药物会影响心脏机能，因此要确认用药安全和副作用
- 脑功能定量成像检查：检查脑部血流量的变化，区分正常、抑郁症、双相障碍。印证问诊的结果
- 血检・尿检：反映身体基础情况，查看是否由抑郁症导致的糖尿病、甲状腺机能减退等疾病
- 脑电波检查：看是否存在癫痫等疾病
- 核磁共振成像（MRI），用于阿尔茨海默症等疾病检测
- CT：可以发现脑部萎缩等情况

医生与病人约谈（问诊）
- 倾听病人的诉说
- 寻找病情线索

抑郁症的诊断
- 心理测试：从人格检查、心理检查、认知检查等多个维度进行检查和评价
- 精神障碍访谈：以谈话方式进行

治疗
- 为病人制订治疗计划

▲ 抑郁症确诊流程

抑郁症的诊断要点

对抑郁症患者做出准确的诊断，对于专业的心理医生来说也并不简单。抑郁症的症状不能仅凭肉眼观察，诊断的依据很大程度上要根据病人的口述以及医生的询问。

诊断抑郁症，通常需要考虑以下的因素，了解这些情况，可以减少误诊，提高对抑郁症的识别，更加有效率地求医和治疗。

发病过程，诱发因素
了解病史，尤其是发病前的精神刺激因素

▼

严重程度
了解抑郁症对个人及社会生活的影响

▼

其他相关精神疾病
有无惊恐发作、强迫症或社交恐惧症

▼

有无自杀念头或计划
对病人进行危机干预

▼

| 既往抑郁症发作史，用药情况 |

▼

| 既往轻度狂躁史 |

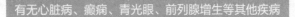

有无抑郁症家族史

有无心脏病、癫痫、青光眼、前列腺增生等其他疾病

这些疾病会增加某些抗抑郁药的毒性和不良反应

有无使用可引起抑郁症的药物

有无酗酒或药物滥用史

▲ 抑郁症的诊断要素

 ## 如何诊断抑郁症

根据病人的病史以及临床表现，除了"情绪低落"这一主要特征外，抑郁症往往还可以出现许多伴随症状，常见的有以下9项：

①对日常活动丧失兴趣，无愉悦感

②精力明显减退，无原因持续疲乏感

③精神活动性迟滞或激越

④自我评价过低，或自责或有内疚感，可达妄想程度

⑤联想困难或自觉思考能力显著下降

⑥反复出现相似的念头，或有自杀行为

⑦早醒，或睡眠过多

⑧食欲不振，或体重明显减轻

⑨性欲明显减退

▲ 抑郁症的伴随症状

诊断抑郁症，应该从下面几个方面来考虑：

症状学标准	严重程度标准	病程标准	排除标准
在上面9项症状中，要符合4项或4项以上的症状	疾病达到一定的严重程度 影响了社会功能	疾病所要持续的时间 一般病情持续2周以上时间	对一些相关疾病进行鉴别

▲ 确诊抑郁症的考虑因素

抑郁症的诊断应该是综合而全面的，除了符合诊断标准，还应该根据病史、临床症状、神经系统和其他相关辅助检查等因素的情况进行综合考虑。

 抑郁症的分类

CCMD–3将抑郁症分为单次发作和复发型抑郁症。单次发作抑郁症分为三型，复发型抑郁症也分为三型。

	轻性抑郁症：发作符合所有标准，社会功能无损害或仅轻度损害外
单次发作 抑郁症	无精神病性症状的抑郁症：发作符合所有标准，"无幻觉、妄想或紧张综合征"
	有精神病性症状的抑郁症：发作符合所有标准，出现"幻觉、妄想或紧张综合征"
复发性 抑郁症	目前为轻抑郁符合复发性抑郁的诊断标准，目前发作符合轻抑郁标准
	目前为无精神病性症状的抑郁符合复发性抑郁的诊断标准，目前发作符合无精神病性症状的抑郁标准
	目前为有精神病性症状的抑郁符合复发性抑郁的诊断标准，目前发作符合有精神病性症状的抑郁标准

▲ 单次发作与复发性抑郁症的症状

 抑郁性神经症（恶劣心境）

抑郁性神经症，是一种以持久的心境低落状态为主的轻度抑郁，从不出现狂躁，常伴有焦虑、躯体不适感和睡眠障碍，但无明显的精神运动性抑制或精神病性症状，生活不受严重影响。病人多数时间感到心情沉重、沮丧，周围一片暗淡，对工作无兴趣、无热情，缺乏信心，对未来悲观失望。但清醒而自知，主动要求治疗，工作、学习和社会功能无明显受损。

病人抑郁常持续 2 年以上，其间无长时间的完全缓解。这一类抑郁发作与生活事件和性格有较大关系。

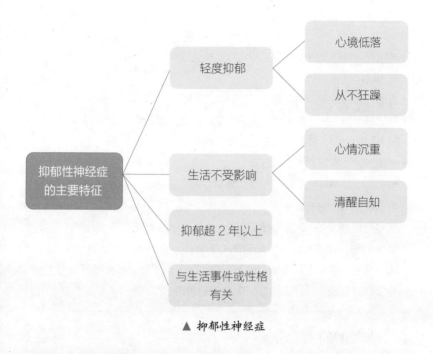

▲ 抑郁性神经症

 抑郁症发作的特征性症状

"抑郁发作"是以心境低落为主，与其处境不相称。抑郁症发作的特征性症状包括以下三个方面。

持久的情绪抑制或情绪低落

· 身处顺境，无特别事件发生的情况下心情抑郁，找不出原因，莫名其妙心情不好

· 有社会心理生活事件发生，但与抑郁的发生没有因果关系，也不因事件消除而情绪好转

- 情绪低落持续数周或数月，不治疗可长达数年
- 天天情绪低落，难以消除
- 安慰无效，改变环境无效
- 情绪低落时，即使发生令人高兴的事也无法改善情绪，高兴不起来
- 随着时间迁延，抑郁情绪日益加重，没有淡化
- 影响工作、学习、生活和社交
- 具有抑郁症的其他症状，如认知障碍、精力减退等
- 有病理生化代谢的基础
- 部分病人有晨重夜轻的节律变化
- 情绪抑郁导致续发症状：如自尊心下降，自我贬低；认为自己不如他人，自卑，感觉自己无能；缺乏自信，认为自己什么都干不好；自责、自罪以及有自杀观念和行为；有注意障碍和记忆障碍

情感体验不能

- 感觉自己"没情感了"，体验不到高兴，对悲伤、哀愁、愤怒、恐惧的事情无法产生相应的内心感受
- 续发症状：对一切失去兴趣，不愿意参与社交活动，被动注意减退；自尊、自信下降，自卑、自责加强；有自杀观念；人格解体，感觉自己如同行尸走肉；对客观事物感受不到真实性

情感表达不能

- 抑郁症发作初期症状，表现为不能将内心感受用语言和动作、表情表达出来，即情感或情绪的表达障碍
- 续发症状：社交退缩，不自信，自卑、自责

▲ 抑郁症发作的特征性症状

03

主要类型抑郁症诊断方法

抑郁症是一种具有高发病、高自杀、高复发、高致残等特点的常见精神障碍，但识别率和治疗率一直都处于很低的水平，主要类型抑郁症有哪些诊断方法呢?

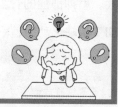

如何诊断早期儿童抑郁症

如果儿童忽然说"自己好累"，通常会被家长觉得有些可笑。实际上，当孩子成绩下降，反复说自己"好累"，或忽然变得沉默寡言，不再与小伙伴密切交往，这时，家长就要有所警觉了。仔细观察孩子，如果孩子感到恐惧、烦躁、焦虑不安，或情绪不稳定、容易冲动；爱发脾气，容易生气，或忽然不想上学，生活懒散，睡眠不好，家长就要考虑孩子是不是患上了抑郁症，尽早寻求心理专家的帮助了。

如何识别青少年抑郁症

青少年情绪变化快，感到不高兴是常有的事，但如果长达 2 周以上的情绪低沉或出现了其他抑郁症症状，那就要考虑是否有患抑郁症的可能了。青少年情绪低落的原因有很多，其中主要是压力过大。患抑郁症的青少年在思维方式和行为上会发生较大的变化，比如变得缺乏动力，不再活跃。青少年抑郁症的主要症状有：

焦虑、失望感，伤心，不高兴

或暴饮暴食或不饮不食，体重变化大

白天犯困，夜间失眠

不喜欢交际

学习成绩下降，逃学，叛逆

抱怨身体不适，如头痛、胃痛

吸烟、酗酒，性行为混乱

常想到死亡

▲ 青少年抑郁症的症状

　　青少年抑郁有一定的隐匿性，通常到出现自杀行为才会引起重视。青少年自杀的危险标志有：准备自杀，将自己喜欢的物品转送他人；立遗嘱，写信告别；表示未来毫无希望；认为没人关心自己。如果孩子有这样的表现，请向医生求助。

 ## 如何诊断更年期抑郁症

　　如果处于更年期阶段，感到自己对什么都失去了兴趣，情绪低落、沮丧，感到焦虑紧张，并怀疑自己患了不治之症，那么有可能患了更年期抑郁症。更年期综合征的诊断取决于许多因素，如患者年龄、月经周期的改变，潮热、心悸等心血管症状、雌激素及卵泡雌激素测定等。填写下面的表格，如果总计平分大于23，则有可能为更年期综合征。

Kupermann 更年期指数评分法（改良版）

	无症状 0分	偶有症状 1分	症状持续 2分	影响生活及工作 3分	系数
潮热出汗					4×
感觉异常					2×

	无症状 0分	偶有症 状1分	症状持 续2分	影响生活及 工作3分	系数
失眠					2×
易激动					2×
性交痛					2×
泌尿系症状					2×
抑郁					1×
眩晕					1×
疲乏					1×
骨关节					1×
肌肉痛					1×
头痛					1×
心悸					1×
皮肤蚁走感					1×
总分					

说明：总积分在0~63分，若 Kupermann 更年期指数 > 23分，可考虑为更年期综合征。

 ## 如何诊断老年抑郁症

诊断老年抑郁症的主要依据是病史和精神检查，但不少老年人不善于表达自己的情绪体验，更多的是描述自己身体不适，所以很容漏诊和误诊。老年抑郁症与阿尔茨海默病的表现比较相近，二者都表现出少语、动作迟缓、缺乏兴趣，常自述记忆差、思考能力减退，老年抑郁症的这些表现被称为"假性痴呆"，但两者是完全不同类型的疾病，治疗方案也不同。它们的区别主要在于以下几个方面：

| 起病形式 | ·老年抑郁症：有明显的起病时间，病情进展较快 |
| | ·阿尔茨海默病：起病隐匿，发展缓慢 |

| 抑郁症状 | ·老年抑郁症：持续久，症状基本相似 |
| | ·阿尔茨海默病：情绪变化不定，比较幼稚，自控能力减弱 |

| 智能检查 | ·老年抑郁症：不愿配合检查，说自己不会，检查结果不统一 |
| | ·阿尔茨海默病：配合检查，检查结果一段时间内变化不大。 |

| 神经系统症状和体征 | ·老年抑郁症：无中枢神经系统症状和体征 |
| | ·阿尔茨海默病：有中枢神经系统的症状，有高血压、动脉硬化等病史，有脑萎缩等表现 |

| 对抗抑郁药物的治疗效果 | ·老年抑郁症：服用抗抑郁药物后逐渐缓解 |
| | ·阿尔茨海默病：疗效不明显 |

▲ 老年抑郁症与阿尔茨海默病的区别

 难治性抑郁症的诊断

30% 左右的抑郁症患者对抑郁治疗无效，即"难治性抑郁症"。难治性抑郁症指的是经过足量、足疗程的至少 2 种作用机制不同的抗抑郁药物治疗无效的抑郁症患者。一方面，抑郁症本身性质比较复杂，难以处理；另一方面有的病人对药物耐受性比较差，导致治疗无效或收效甚微。

第五章
多样化的
抑郁症治疗

　　抑郁症是"可防可控"的疾病。对于外因造成的轻度抑郁症，若没有明显的躯体症状，一般通过心理治疗就可以起到很好的疗效。对于严重的抑郁症，由于人体内必要的神经递质失去平衡，主要以药物治疗为主。

抑郁症的治疗阶段

药物治疗与心理治疗是抑郁症治疗的两个重要方法。只要接受适当的治疗，抑郁症病人就能恢复正常的自我状态，回归社会。在治疗过程中，服用哪种药物，如何进行心理治疗需要由专业的医生来解决，同时，充分的休养是抑郁症病人康复的捷径。

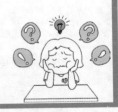

三个治疗阶段

　　抑郁症的治疗以缓解症状、恢复社会功能以及预防复发为目标。在此前提下，医生和病人要建立合作性的治疗关系。病人要了解抑郁症的性质、症状、治疗的过程和阶段，也要充分休养，进行配合。抑郁症的治疗是需要一段时间的，治疗的过程通常分为急性期、恢复期、预防复发期三个阶段，每个阶段的特点如下：

急性期

· 症状最为明显的时期
· 病人在充分的休养和适当的治疗下，症状在 2~3 个月后就能明显减轻。也有一些患者会持续半年以上时间

恢复期

· 经过休养，病人精力逐渐恢复。恢复期持续 4~6 月以上时间
· 在此阶段，病情会出现反复，这属于常见情况

预防复发期

· 抑郁症容易复发
· 恢复期后，在 1~2 年内需要持续进行药物治疗

▲ 抑郁症每个阶段的特点

　　在整个治疗过程中，医生会进行定期随访。初期 1~2 周一次，之后根据病人的具体情况每月进行随访。

1~2 周初期　　　　　6~8 周改善

2~4 周起效　　　　　8~12 周完全缓解

▲ 抑郁症治疗时间轴

大多数病人的治疗会在 2~4 周内起效，6~8 周后症状明显改善，完全缓解则需要 8~12 周。若想完全恢复病前状态，可能需要更长的时间。在治疗过程中，病人需要了解下面的信息：

抗抑郁药物不会成瘾

遵医嘱每天服药

症状明显缓解需要服药 2~4 周

即使自我感觉"病好了"，也不要自行停药

服药后通常会出现一过性轻度不良反应，如果反应比较严重，要及时告诉医生

▲ 抑郁症治疗要点

抑郁症的高复发性

抑郁障碍具有高度复发的特性，根据相关研究显示其复发率高达 80%。具有下面特征的病人复发的危险性最高：

治疗结束后，仍有明显的抑郁

治疗后消极思维方式仍然存在

长期抑郁或有复发史者，再次复发的概率较高

继续处于应激环境中，对生活不满意

存在其他医学问题

治疗过程超过 2 年的慢性患者

严重发作（自杀、精神症状）

难治性抑郁发作

频繁发作（过去 2 年内有发作 2 次）

反复发作（大于等于 3 次以上）

年龄大于 65 岁

▲ 高复发抑郁症病人特点

对于符合这些情况的病人，需要更长时间的治疗，甚至终身服药。

治疗抑郁症的药物

根据最新精神疾病流行病学调查，在我国现有的抑郁症患者中，只有不到 10% 的人接受了相关的药物治疗。需要引起注意的是，抑郁发作时，服用抗抑郁药物是不可或缺的。

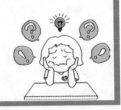

抗抑郁药物是必需的

根据数据统计，医生初次开出抗抑郁药方，患者症状改善的概率为 60%~70%，而如果最初的药方并未改善症状，医生在调整处方后，最终 90% 以上的患者都能改善症状。

一些轻度抑郁病人可能无须服药，原因是其病因受性格、思维方式、压力或突发事件的影响，经过充分休养或心理治疗就可改善症状，但这一点只有专业医生才能做出判断。对于中度以上的抑郁症患者来说，药物治疗是必需的。

抗抑郁药物
医生根据病人情况选择抗抑郁类药物

服药结果

有效：60%~70% 的患者症状改善	无效：调整药物或追加药物

确认药物的效果及副作用
有效，90% 以上的患者症状得到改善

 ▲ 抗抑郁药物是必需的

 ## 当前的主要抗抑郁药物

通过调节脑神经递质改善患者精神症状的药物统称为精神类药物，抗抑郁药就是其中的一种。抗抑郁药主要用于加强与抑郁症关系密切的单胺类神经递质（多巴胺、血清素、去甲肾上腺素）活动，改善抑郁症状。目前普遍使用的抗抑郁药分为以下五类。

当前普遍使用的抗抑郁药物	
基于"单胺理论"	共同作用是提高血清素和去甲肾上腺素这两种神经递质的浓度

服药结果				
三环类抗抑郁药物	四环类抗抑郁药物	SSRI	SNRI	NaSSA

五类之外的两种抗抑郁药	
曲唑酮	舒必利

▲ 普遍使用的抗抑郁药分类

抗抑郁药物 1：SSRI

SSRI（Selective Serotonin Reuptake Inhibitor），即选择性 5- 羟色胺再摄取抑制剂的简称。SSRI 类药物的原理，是通过抑制血清素的吸收和分解，增加血清素的浓度。

效果和副作用	常见药物	应用程度
对血清素以外的其他递质几乎没有影响，副作用较少，安全性能好	氟西汀（百优解、优为克、奥麦伦）帕罗西汀（盐酸帕罗西汀、乐友、舒坦罗）舍曲林（左洛复）氟伏沙明（兰释）西酞普兰（喜普妙）	首选用药，从轻症到重症广泛使用

▲ SSRI 类药物原理

抗抑郁药物 2：SNRI

SNRI，即 5-羟色胺和去甲肾上腺素再摄取抑制剂的简称。SSRI 类药物专门抑制血清素的吸收和分解，而 SNRI 类药物同时抑制血清素和去甲肾上腺素两种神经递质的吸收分解，具有双重作用。

效果和副作用	常见药物	应用程度
对血清素和去甲肾上腺素以外的其他递质并不产生影响，副作用较少，安全性能好	文拉法辛 米那普伦 度洛西汀	低剂量时与 SSRI 差别不大，中高剂量用于严重抑郁症和难治性抑郁症

▲ SNRI 类药物原理

注意，这两类药物并不是完全没有副作用，病人服用后可能出现恶心、呕吐、食欲不振等消化不良症状。但这些症状都是暂时的，持续服药后会得到改善。若感到明显不适，要及时向医生反馈。

抗抑郁药物 3：三环类抗抑郁药

自 20 世纪 50 年代末至今，历史最为长久的三环类药物的有效作用经受了考验，但不良反应也比较突出，如口干，便秘，视力模糊、排尿困难、心律失常等，但优势在于价格便宜，疗效肯定。

效果和副作用	常见药物	应用程度
强力阻止血清素和去甲上腺素的吸收和分解，增强其功能。但同时也对其他递质产生影响。因此副作用较大，大量服用还会导致心律不齐或心搏骤停	丙咪嗪 阿米替林 曲米帕明 氯丙咪嗪 阿莫沙平 度硫平	在 SSRI 和 SNRI 类药物发明后，三环类药物不再作为首选，但 SSRI 和 SNRI 不起作用，三环类药物会作为替补。药效较强，有时作为重症患者的首选药物

▲ 三环类抗抑郁药原理

抗抑郁药物 4：其他抗抑郁药物

与三环类抗抑郁药物相比，四环类抗抑郁药的副作用更小，但抗抑郁效果也较弱。鉴于较小的副作用，适用于高龄患者，也适用于有失眠症状的患者。

NaSSA 是一类最新的抗抑郁药，即去甲肾上腺素和特异性 5- 羟色胺能抗抑郁药。这类药不但能阻碍血清素和去甲肾上腺素的吸收和分解，还能增强其分泌，抗抑郁效果显著。

曲唑酮、舒必利这两种抗抑郁药的药效较弱，一般不作为首选抗抑郁药物，可用于其他症状的治疗。

药物名称	特征和副作用
四环类抗抑郁药	有助眠作用，安全性更高
NaSSA	没有消化不良等副作用，但常常导致嗜睡和食欲亢进，对有失眠和食欲缺乏的患者有较好的疗效
曲唑酮	具有较强的镇静作用，适用于焦躁不安的抑郁类型，利于助眠
舒必利	除了有抗抑郁的作用，还可治疗消化溃疡

▲ 其他抗抑郁药原理

 选择有效的抗抑郁药物

理想的抗抑郁药物应该具备安全、耐受性好、有肯定的疗效、价格低廉、服用方便的特点。选择抗抑郁药物时要全面考虑患者的症状特点、年龄、药物耐受性、躯体状况，因人因药而异地个体化合理用药。

三环类抗抑郁药药效强，但副作用较多，在此基础上，更安全的四环类抗抑郁药物问世了，但因为抗抑郁效果弱，并没有得到大范围推广。

现在，克服了三环类和四环类抗抑郁药弱点的 SSRI、SNRI 和 NaSSA 类药物已经得到广泛普及。对于大部分抑郁症患者，这三类药物中的某一类会作为首选药物，但对于症状较重的患者以及对这些抗抑郁药无效的患者，有时也会使用药效更强的三环类抗抑郁药。

 ## 遵医嘱，不要擅自停药

最佳的抗抑郁药物是"能够改善抑郁症、副作用小、同时患者能坚持服用"的药物，为了尽快找到这个"最佳"，用药的过程一定要遵从医生的指示。

医生最初只会开具药量较小且时间较短的处方，经过慎重观察效果和副作用后，认为可再逐渐加大药量，复诊几次才能确定患者的确切药量。

抗抑郁药物起效是需要一段时间的（至少两周），若患者感到副作用感受非常强烈，不要擅自停药，应先与医生沟通，否则，紧急停药会引起强烈的抑郁症状。若患者感觉良好，也不要做出"感觉不错，不如停药吧"的决定。

当抗抑郁药开始初见效果，医生也要经过一段时间不断调整药量，才能确定充足药量，这也需要服药 3~4 周后确定效果。总之，对于抗抑郁药，只有服用必要且充足的剂量才能发挥作用。

从 SSRI、SNRI、NaSSA 三种之中选择

不起效

选择抗抑郁药以外的药物　　　　　选择其他种类的抗抑郁药物

不起效　　　　　　　　　　　　　不起效

选择其他类种类的　　选择抗抑郁药以外　　再尝试其他各类的
抗抑郁症　　　　　　的药物　　　　　　　抗抑郁药

▲ 抗抑郁药物的选择

 将治疗坚持到底

　　经过适当的治疗后，抑郁症患者的病情会进入恢复期，在恢复期内，症状会出现反复，但心境平和的时间会越来越多，若持续两个月没有再发生抑郁症状，就视为病情得到缓解，但这并不等同于治愈。

　　抑郁症是一种容易复发的疾病。当进入缓解期后，需要通过持续治疗来预防病情复发，即维持治疗。与不采取维持治疗的患者相比，维持治疗可以有效降低复发率。

　　对于初次患病的患者而言，持续服药至少需要半年，对于复发型患者，症状没有根除的患者或重症患者来说，继续服药需要持续1~2 年甚至更长的时间。越是多次复发，越是难以治愈，所以，治疗抑郁症，一定要将治疗坚持到底。

"电休克疗法"（ECT）

众所周知，感冒的治疗并不难，但常常被人比喻为"心灵感冒"的抑郁症的治疗就没有那么简单了。有研究显示，有大约30%的患者可能会发展为难治性抑郁症。

难治性抑郁症指的是采用至少两种抗抑郁药物，每种都经过足量、足疗程的治疗依然无法改善症状的抑郁症。

导致难治性抑郁症的发生的因素众多，如诊断错误、剂量不够、疗程不足或不遵医嘱、其他躯体疾病等，都可能会成为抑郁症难治的原因。针对难治性抑郁症，"电休克疗法"（ECT）是一种颇为见效的治疗方法。

电休克疗法，是指对患者的大脑施加电流刺激，激发脑神经细胞活力，改善精神症状。这种方法即时起效，但效果会在3~6个月消失，而且不能预防复发。在接受ECT治疗后，患者依然需要服用抗抑郁药。

ECT不仅适用于难治性抑郁症，也用于重度抑郁症患者和有较高自杀风险的患者。

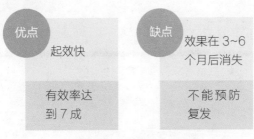

优点	缺点
起效快	效果在3~6个月后消失
有效率达到7成	不能预防复发

▲ ECT 治疗的优点和缺点

03

心理治疗同样重要

　　心理治疗是病人在医生或心理专家的帮助下，通过各种技术的影响，改善病人的心理、情绪、认知和行为有关的问题。心理治疗应由具有丰富心理学专业知识和技能的医务人员来实施，与其他治疗方式一样具有医学专业的科学性。

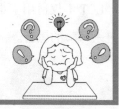

一般认为，对于轻度到中度的抑郁症患者，如果病人愿意接受心理治疗，则可采用心理治疗来减轻抑郁症状。但若心理治疗 4~6 周后疗效不佳，建议改用药物治疗，避免病情延误。

目前的心理治疗主要有以下几种：心理治疗方法的整合应用、精神动力学治疗、行为治疗、认知治疗、人际心理治疗、人本主义治疗等。

认知行为治疗

对抑郁症患者来说，长期情绪处于抑郁状态，人的思维受到很大影响，往往变得缺乏逻辑性、情绪消沉、行为异常，总是对自己做出不合逻辑的推论，用自我贬低和自责的思想去解释所有的事。这些错误认知，让很多人陷入抑郁困境而不能自拔。有些抑郁症病人性格内向，思想传统，虽受抑郁症折磨，却不愿向心理专家咨询，导致病情严重，甚至威胁生命。

走极端	·非黑即白，非此即彼 ·遇到挫折感觉彻底失败，怀疑自己，失去自信
公式化	·认为不幸和困难会不断重复 ·以偏概全，武断下结论
变色镜	·总想消极的方面，世界黯淡无光

疑心病	·无事生非，主观猜测，杞人忧天 ·过度引申，从一个具体事件引申出普遍性或规律性的结论
没有锐气	·胡思乱想，把赞美当奉承 ·自怨自艾，愤世嫉俗
谬推断	·将挫折与过失看得过重，似乎错误不可逆转 ·低估自己，夸大自己的不足之处
消极化	·把不好的感觉当成事实，如有负罪感就推断自己干了坏事 ·力不从心就觉得自己能力低下
自卑心	·总是承担别人的责任，认为坏的结果都是来自自己的过失和无能 ·有内疚心理

▲ 抑郁症患者的心理误区

抑郁症患者往往对一切事物持有否定倾向，认知行为治疗的目的是改变病人的思维方式，使其认识到自身思维的偏差，形成更加抗压的思维方式，缓解抑郁症症状。

当一个人向朋友发送信息却没有收到回复……

正面想法
·对方很忙，没时间回复
·对方有事，还没看到

负面想法
·是不是我做错了什么
·我被讨厌了

▲ 抑郁症患者的想法

在上面的两种想法中，负面想法带给人们的压力显然更大。认识行为疗法要做的就是引导病人识别出自己的"负性自动思维"——因为没收到回信，所以认为"我被讨厌了"。通过不断地调整，引导病人对自己的思维就行纠正，逐渐培养较为平衡的思维方式。

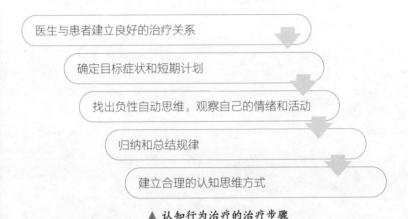

▲ 认知行为治疗的治疗步骤

抑郁症患者的主要症状之一是"行动执行能力下降，愉悦感缺失从而减少了参加活动的动力"，认知行为疗法的早期阶段，鼓励患者观察自己的心境和活动，记录每天一段时间的活动和情绪状态，从而让病人学会如何改变和矫正不恰当的行为。

如果病人不能很好地掌握这种方法，医生会布置"家庭作业"来引导病人形成积极的心态。

家庭作业备忘

　　认知行为治疗主要是通过先学习，再实践，然后给予纠正的方式进行的。医生需要帮助病人确定哪些是需要学习的，然后让病人在间歇期完成一定的"家庭作业"，最后达到改变或矫正不恰当行为的目的。

> 当遇到令自己产生负面情绪的事情时，立刻记录下来：
> 当时的心情是怎样的？
> 当时的思路是什么？
> 有没有其他可替代的思考方式？
> ……

1. 记录事件	有哪些让自己产生负面情绪的事件	例如：被老板批评，被家长训斥等
2. 记录心情	用百分比数字衡量各种心情的严重程度	羞愧——85% 不安——80% 尴尬——70%
3. 自动思考（思考方式）	记录当时的第一反应	大家一定在心里嘲笑我吧…… 我给别人添麻烦了…… 都是我的错……
4. 其他可以替代的想法	思考一下有没有其他的思考方式，来替代上面的"自动思考"，并用百分比来描述采信程度	每个人都会犯错…… 同事不会因为这点小事就嘲笑我…… 这件事虽然我做得不好，但我会记住教训，下次做好……
5. 结果	记录改变思考方式之后的心情变化，并用百分比衡量	羞愧——30% 不安——20% 尴尬——25%

 ## 支持性心理疗法

　　支持性心理疗法，指的是在医护过程中，医护人员对患者的心理状态合理地采用劝导、鼓励、安慰、支持以及理解和保证等方法，帮助患者认识问题。目的是帮助患者消除不良情绪，为接受治疗做好心理准备，保证治疗顺利进行，早日恢复健康。

该如何进行支持性或一般性心理治疗呢？主要形式有以下几点：

建立良好医患关系，让患者更有主动性

引导患者履行患者角色的义务，接受医生的合理建议和指导

劝说患者保持良好的心境、健康的生活方式、树立战胜疾病的信心

对患者的身体不适提供生物学解释，提高患者的自护能力

讨论病情时回避患者，以免增加患者的心理负担

▲ 认知行为疗法

 人际关系疗法

人际关系疗法用于处理抑郁症患者的自卑和社交回避行为，鼓励病人用社会认可的方式来表达思想和感情。以下是抑郁症患者在人际关系问题上的常见问题。

异常悲伤	人际角色混乱	角色变换障碍	缺乏人际关系的技能
· 正常的悲伤（与亲人死亡有关的情绪）反应一般是自限的，很少超过6~9个月，社交能力暂时下降，但无须帮助。 · 异常的悲伤反应时间超过6~9个月，甚至持续数年，需要对此处理	· 指的是与某一个人之间缺乏相互满意的关系 · 如婚姻矛盾、父母与子女矛盾、同事或朋友之间的矛盾	· 随着毕业、参军、工作、退休、职务变迁、生育子女，社会角色发生了变化 · 不适应变化的会发生抑郁障碍	· 不能建立和维持正常的人际关系

▲ 抑郁症患者在人际关系上的常见问题

　　在人际关系治疗的初期，主要通过询问和提问来了解患者的人际关系问题所在，在此基础上解决和处理与抑郁发作的以上四类人际关系问题，帮助病人认识和接纳痛苦的情感，鼓励病人表达被压抑的情感，帮助病人学会处理积极的情感和人际关系。

治疗初期：医生与患者建立良好的治疗关系，了解、评估和归类患者的人际关系问题

治疗中期：处理与抑郁发作的四类人际关系问题：不正常悲伤反应、人际角色困扰、角色转换和人际关系缺乏。

治疗后期：帮助患者学会自我应对挫折的能力，独立生活，准备结束治疗

▲ 认知行为治疗的治疗步骤

04

度过抑郁症的康复期

在经过一段时间治疗后，抑郁症病人进入恢复期，体力和欲望逐渐恢复，对很多事物产生了兴趣，这就是抑郁症的康复期。抑郁症的康复有三项基本内容：功能训练、全面康复及社会康复。

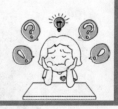

抑郁症患者在患病期间，大多有多项躯体不适症状，如头痛、头晕、失眠多梦、疲劳乏力、心悸心慌等。进入康复期后，尽量保持健康的生活方式，如早上定时起床，晒晒太阳，适度运动，与人交往，规律饮食等。避免熬夜，将生物钟调整在合理的 24 小时的节奏上。只有生活节奏正常，自律神经和激素分泌才会正常工作。这对康复和预防复发都十分重要。

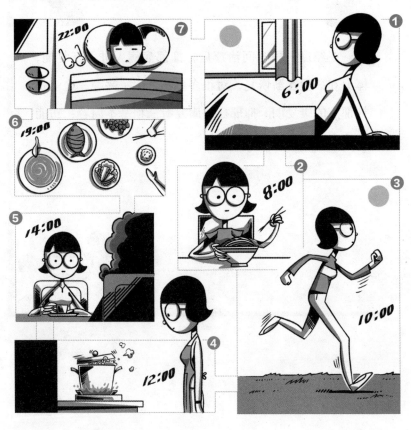

全面康复

全面康复的核心是心理恢复。情绪的不稳定、自卑，担心无法重新就业和正常社交，都依赖心理恢复的程度。很多人对抑郁症存在误解，认为抑郁症人群功能能力不强，不合群，对他们重返学习和工作存在疑虑，以致处于维持期的患者不能顺利接触社会。职业康复就是要训练和培养职业能力，增强病人的信心，消除阻碍进取的心理障碍。全面康复，就是在心理、生理和社会生活上整体康复。

社会康复

康复期最重要的目标是重返社会，即如同常人一样融入社会，进行正常的生活和交往。社会康复的主要内容包括下面的内容：

人际交往技能	· 交谈技巧训练：目光、体态、姿势和动作、面部表情、语调变化、语速快慢等
药物治疗的自我管理	· 理解药物治疗对预防复发的重要性，自觉接受药物治疗和自我管理 · 对抗抑郁药物的作用和不良反应增加了解 · 学会药物治疗的自我管理方式
需要时能求助医生	· 在需要时能找到医生，得到医生帮助 · 正确描述自己的问题 · 向医生正确提出问题和要求
技能训练	· 日常生活、集中注意力解决问题的训练 · 改善人际交往、提高学习和工作能力

▲ 社会康复的主要内容

第六章
抑郁症的预防

　　预防抑郁症的发生，重在病因预防，所谓"防患于未然"，即针对与抑郁症发病的相关因素采取相应的方法。

01

从病因遏制抑郁症

科学证明，遗传、生化、神经－内分泌功能失调、心理和社会因素、人格因素、儿童期的经历、躯体因素、精神活性物质的滥用和依赖以及某些药物的因素等，都可能直接或间接地引发抑郁障碍。我们无法改变基因，对各种应激事件的发生也无法阻止，但我们应尽力改变自己的生活方式和生活态度，预防抑郁症的发生。

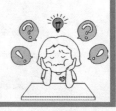

抑郁症与遗传有关

根据抑郁症的家庭系统调查，亲属同病率远高于一般人群，血缘越近，发病一致率越高。调查显示，有40%~70%的患者有遗传倾向，将近一半或一半以上的患者有抑郁症家族史。从优生优育的角度来说，夫妇双方若都患有遗传倾向的精神病，子女罹患抑郁症的概率较高。若家属中不止一个抑郁症患者，则遗传倾向更为明显。

亲属关系	发病一致率
父母兄弟子女	12%~24%
堂兄弟姐妹	2.5%
双生子（双卵双生）	12%~38%
双生子（单卵双生）	69%~95%
与亲生父母	31%
与养父母	12%

▲ 抑郁症的亲属同病率高于一般人群

心理环境社会因素

遗传因素虽然在抑郁症发病中起到重要作用，如某种神经递质系统或其他生理功能不稳定，容易造成具有这种生理特点的人在一定环境下发病，环境因素的诱发、早年生活经历也不可忽视。不利的环境因素对抑郁症的发生有重要影响，这些不利环境包括下面几种情况：

婚姻状况	经济状况	生活事件
·离异、分居、丧偶发生率高 ·男性更为突出	·低收入家庭中的主要成员易患抑郁症	·重大的突发或持续事件在 2~3 个月以上的生活事件 ·重大生活事件如亲人死亡或失恋可作为导致抑郁的直接因素

▲ 引发抑郁症的心理环境社会因素

人们经历可能危及生命的生活事件后的 6 个月里，患抑郁症的危险系数增加 6 倍。负性生活事件的发生，如丧偶、离婚、婚姻不和谐、失业、严重的躯体疾病等，如同生活中的"扳机"，均可导致抑郁症的发生。丧偶是与抑郁症关系最密切的应激源。

随着生活节奏加快，激烈的竞争使人们的精神持久处于紧张中。其中中年人既要负责家庭的经济来源，又要照顾老人和孩子，因此患抑郁症的比例比其他年龄人群要高。人们在经受同样的应激事件后，有的人并没有出现明显的精神异常，有的人却患上了反应性抑郁症，这是因为个体差异造成的。

每个人心理素质不同，对外界刺激的承受能力也不同，通常性格内向、社交能力不佳、性格软弱、依赖性强的人容易发病。

每个人的应对方式也不同，有些人认为应激事件超出了自己能力范围，在认知和行为上偏向消极，否认、逃避，歪曲认识，这样就容易出现情绪抑郁。

是否发病还与人格、个人健康状况、能否获得社会支持等多种因素有关。

 ## 抑郁症与个性

一般而言，性格内向、不喜欢社交，不善于宣泄自身负面情绪的人容易患抑郁症，性格开朗、生活态度积极向上的人不易患抑郁症。有一些人看问题的态度很消极，特别专注于坏的事情，对自己对世界都很悲观，当不幸降临时，常常容易放弃，这类性格的人发生抑郁的可能性比较大。

具有焦虑、强迫、冲动等特质的个体易发生抑郁障碍，具体表现为下面的行为特征：

过于关注细节、规则、秩序、条目，追求完美

谨小慎微，道德感超强

不喜与人交往，看重工作成效，不享受乐趣

刻板、固执，拘泥于社会习俗

持续的紧张和忧虑

过于担心被别人拒绝或指责

| 回避与人密切交往的社交与职业活动 |
| 在生活风格上有许多限制 |

▲ 易患抑郁症的人群特点

 ## 其他药物导致抑郁症发生

许多抑郁是因为疾病引起的。根据大量的临床实践，许多疾病的治疗药物都可以引起抑郁症，如抗高血压药、抗精神病药、作用于中枢神经系统的镇静药物等，这种抑郁症称为药源性抑郁症。值得注意的是，恶性肿瘤患者常用的多种化疗药物也是诱发药源性抑郁症的原因之一，临床资料统计表明，恶性肿瘤患者发生抑郁症的概率高达 35%~63%。药源性抑郁症具有以下的特点：

药源性抑郁症的特点	病人开始感到坐立不安、心神不宁
	出现情绪不稳、焦虑、烦躁，逐渐发展成消极、抑郁，甚至有自杀倾向
	病人难以描述出自己身体的不适感，说不出来的难过
	停药或减药后抑郁症状会缓解或逐渐消失，再次使用药物可诱发抑郁

▲ 药源性抑郁症特点

除恶性肿瘤患者外，其他慢性躯体疾病，尤其是慢性中枢神经系统疾病也大多会成为引起抑郁症的重要原因，如糖尿病患者、冠状动脉粥样硬化性心脏病和风湿性心脏病、帕金森病以及癫痫等疾病。糖尿病最常见的精神症状是心境低落，自杀率也比一般人群高。

抗抑郁药物可能增加儿童、青少年及 25 岁以下成年人自杀的风险，尤其在抗抑郁药治疗的初期。因此在初次服用抗抑郁药的最初 2 周内，要密切关注患者的情绪，严防患者自杀。

药源性抑郁症的隐匿性较强，患者在出现相关抑郁症状后，应及时停药观察，必要时到医院就诊，在医生的指导下调整用药，避免意外。

鉴于许多抑郁是由疾病产生的，因此我们平时要注意饮食，适度运动，保持心情舒畅，远离抑郁症。若身体不适，要及早发现疾病。

哪些药物可引起不同程度的抑郁？

高血压患者（尤其是老年人）在长期使用复方利舍平片后容易出现抑郁情绪，除此以外，下面的药物也可引起不同程度的抑郁。

（1）抗厌氧菌药：甲硝唑（灭滴灵）

（2）抗结核药：异烟肼（雷米封）

（3）抗心律失常药：双异丙吡胺（达舒平）、普罗帕酮（心律平）、利多卡因、普萘洛尔等，强心药洋地黄

（4）抗癫痫药：丙戊酸钠、苯妥英钠、卡马西平

（5）抗帕金森病药：左旋多巴、金刚烷胺

（6）解热镇痛药：布洛芬、吲哚美辛

（7）胃肠功能调节药：西咪替丁（甲氰咪胍）、甲氧氯普胺

（8）抗精神失常药：氯丙嗪

（9）催眠药地西泮以及口服避孕药等

（10）糖皮质激素（如泼尼松）等

导致抑郁症的非心理因素

引发抑郁症的有心理因素，也有非心理因素。除药物副作用引起抑郁征外，口服避孕药的妇女也易患抑郁症。很多妇女有经前期综合症，其症状有强烈饥饿感、哭泣、失眠和行为改变；妇女更年期因雌激素缺乏引起其他激素和化学成分的变化，从而易出现抑郁症；妇女产后因生育激素变化很容易引起抑郁症。除以上这些因素外，还有下面几种情况容易引发抑郁症。

节食	·盲目节食可能会出现抑郁症状 ·急剧节食会导致身体缺乏某些维生素和矿物质，应采取健康的节食方法，保证营养平衡
缺乏体育运动	·缺乏运动，无论男女，都容易患抑郁症 ·从事体育运动可以预防抑郁症
缺乏阳光照射	·日照不足会使人易得抑郁症 ·褪黑色素只有在黑夜或日照不足时产生，有些人因对褪黑色素敏感患抑郁症，因此多晒太阳可预防抑郁障碍的发生
吸烟、酗酒和滥用药物	·酒精、尼古丁与药物的滥用会引发抑郁症和焦虑症

▲ 导致抑郁症的非心理因素

如何预防抑郁症

世界卫生组织对健康的定义是："健康是一种在身体上、心理上和社会功能上的完满，而不仅仅是没有疾病和虚弱的状态。"如何保持心理健康，是每个人必须面对的话题。

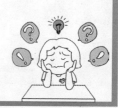

青春期孩子如何预防抑郁症

青春期阶段的少年自我控制能力较差，但面对的压力却与日俱增。据调查，大部分学生的压力将近60%来自学习，超过40%因为不知道如何与同学和老师相处。面对不知如何缓解的压力，承受能力较差的学生常常以打架、不想读书、离家出走、心情烦躁和想摔东西的方式表现出来。那么孩子的究竟压力来自哪里呢？

青春期学生的心理问题归根结底是家庭、学校和社会教育等多方面原因造成的。他们的压力来自父母、家长，也来自同学之间的竞争，有自身成长的压力，也有性意识、性冲动的压力。

青少年抑郁症发病率逐年提升，正值青春期的他们最重要的是要学会如何面对压力。面对压力有三种处理办法：

变压力为动力	认定目标，开始行动	学会劳逸结合
给自己机会，通过压力成长	迅速行动能让压力得到发泄	坚持锻炼，保证充足睡眠
敢于面对失败和学会自我激励	坚持下去，努力学习会让你有所收获	多参加各种娱乐活动丰富生活

▲ 青少年应对压力的方法

"上班族"如何预防抑郁症

根据有关调查表明，越是受教育程度高、经济收入较好的人群，患抑郁症的比例越高。由于生活节奏快，若心理调节不当，容易陷入情绪抑郁的恶性循环中。他们将大部分时间投入工作，与家人在一起的时间少，缺少身体锻炼，一旦事情不顺，导致心灰意冷，陷入抑郁，则更多失落和挫败便接踵而来。

什么样的工作容易导致抑郁症呢？

竞争性强的工作	·具有时间压迫性 ·人际竞争性强
频繁更换工作地点和内容	·不断适应新环境和新同事会带来很大压力
缺乏合作伙伴	·较少人共同承担责任和分担压力 ·独自承受，压力难以排解
缺乏社会感	·社会价值观评价较差
作息不正常的工作	·轮班、熬夜，影响生物钟 ·内在失调，危险性提升

▲ 什么样的工作容易导致抑郁症

很多人缺乏对抑郁症的正确理解，容易将抑郁状态与抑郁症、精神性抑郁混淆，其实最常见的是抑郁状态。理解和认可这种抑郁状态是预防抑郁症的关键。若发现自己有抑郁的表现，应及时寻求心理医生的诊治，不要过于高估自我调适的能力，以便及时摆脱抑郁困境。

怎样预防产前和产后抑郁症

产前抑郁症的表现是情绪低落、食欲不振、极度缺乏安全感。若准妈妈情绪不稳，心理不适时，也会影响到体内的小宝宝，宝宝的个性会受到妈妈心情的影响。准妈妈需要家人更多的关心和帮助，丈夫可陪同妻子咨询精神科医生，在不使用药物的情况下，帮助准妈妈改善心情，以免影响宝宝。

产后抑郁症的发生概率为 1‰~2‰，绝大多数病人无须用药，通常产后 6 个月左右开始自行痊愈。但是，产后抑郁的表现轻重不一，有严重的会出现自杀企图，且难以被家属发现。因此为了产妇

产妇	家属
放下思想包袱，消除多余的担心	为产妇提供舒适的环境
认真学习育儿知识，不要过于担心新生儿的体质	给予情感支持和细心护理
适当锻炼可改善人的情绪	给予足够和平衡的营养
多晒太阳，有利于消除体内的不利因素	关注产妇情绪，发现反常的言语和行动要及时疏导，给予重视，寻求医生帮助，及时治疗

▲ 产妇与家属怎样预防产后抑郁症

的身心健康，要在身体、心理、物质三方面做好充分准备，家属要多给产妇照顾或安慰，积极预防产后抑郁症的发生，帮助产妇走过这一特殊时期。

 ## 怎样预防更年期抑郁症

更年期，是人们从中年向老年过渡的时期。更年期会发生一系列生理、心理变化。男女双方进入更年期阶段，夫妻应不断进行情感交流，互相体谅对方的生理和心理变化。应对更年期抑郁，应做到以下几点：

科学认识更年期	主动进行医学咨询	科学认识更年期
更年期是必经阶段	不必过于焦虑	正视现状，保持情绪乐观
每个人程度轻重不同、时间长短有差异	实事求是，早些治疗	有规律地安排生活
	妄加猜测只会使机体功能失调更恶化	饮食得当，合理锻炼

▲ 如何应对更年期

怎样预防老年抑郁症

老年人在退休后，离开了几十年的工作岗位和长期相处的同事，自然会产生孤寂和无聊的心情，若丧偶或离婚，儿女分开居住，社交活动减少，容易陷入孤独之中，产生"被遗弃感"，进而对自己产生怀疑、抑郁和绝望的心理变化，严重的便会产生抑郁症。

自身努力

接受自己的衰老，接受退休、失去权力和利益；接受社会关系变化

加入社团和组织；增加集体活动；积极进行户外活动

找到可倾诉的伙伴，与人分享快乐和痛苦，互相交流和开导

主动进行医学咨询

配偶之间要互相扶持和关爱

子女要主动与老人交流和沟通，给予精神安慰，假期多陪伴，不要忽视老人情绪上的变化

▲ 如何预防老年抑郁症

 ## 怎样预防冬季抑郁症

冬季是抑郁症的多发季节。寒冷的天气使人类身体内的生理功能处于抑制状态，内分泌功能紊乱，因此冬季发生的抑郁症有了"冬季

抑郁症"之称。这类抑郁症经过适当调适便能缓解，预防冬季抑郁症应做到以下几点：

加强体育锻炼	· 进行各种运动，如跑步、打拳、球类运动，促进新陈代谢，肾上腺素分泌增多，可使人心情开朗
注意营养平衡	· 保证充足的热量，如肉类、蛋类等，增强御寒能力 · 多食用富含维生素的蔬菜水果 · 情绪低落时通过咖啡、巧克力等改善心境
增加光照时间	· 光线不足会刺激褪黑素分泌，影响人的情绪；光照可抑制这种激素的分泌
分散精力	· 听音乐，看书读报 · 找朋友聊天，多与人接触

▲ 如何预防冬季抑郁症

03

预防抑郁症的复发

　　抑郁症具有高复发性，因此治疗抑郁症应全程治疗，从而预防病情复发。抑郁症的全程治疗分为：急性期治疗、巩固期治疗和维持期治疗。

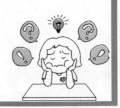

急性期治疗

抑郁症病人取得一次良好的治疗效果并不难，难在让病人在康复后长期处于稳定的状态下。

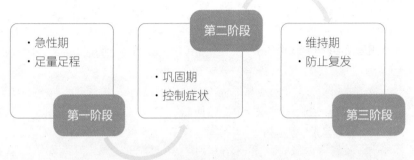

- 急性期
- 足量足程

第一阶段

第二阶段

- 巩固期
- 控制症状

- 维持期
- 防止复发

第三阶段

▲ 全程治疗阶段

急性期治疗是开始治疗的第一阶段，通常6~8周，目标是缓解和解除抑郁症状。抗抑郁药物起效比较慢，一般需要2~3周甚至1.5~2个月的时间才发挥作用。因此，抑郁症用药要满足"足量足程"才能控制症状。期间，若病人用药治疗无效，还要改用同类其他药物才可能有效。

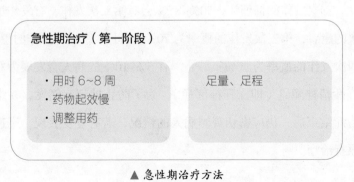

急性期治疗（第一阶段）

- 用时6~8周
- 药物起效慢
- 调整用药

足量、足程

▲ 急性期治疗方法

巩固期治疗

急性期结束后，则进入巩固期治疗。巩固期治疗的目的是完全控制症状。治疗时间至少 16~24 周。若期间发现不良反应，要及时对症处理。

巩固期治疗（第二阶段）

16~24 周
- 第一阶段治疗有效后进入第二阶段
- 目标是完全控制症状，防止复发

注意药物的不良反应

▲ 巩固期治疗方法

 ## 维持期治疗

巩固期治疗结束后进入维持期治疗，维持期治疗的目的是防止复发。首次发作的抑郁症，50%~85% 会有第二次发作，有发作过第二次的患者，第三次发作的概率为 70%，有过 3 次抑郁发作的患者，第四次发作的概率为 90%。另外，有 5%~10% 的病人会发展为双相情感性精神障碍（即躁狂抑郁症）。为了防止抑郁症复发，在维持期治疗结束后，仍应密切观测病人的情况，若有复发表现，迅速恢复原有治疗。

维持期治疗（第三阶段）

> **12~16 周**
> ·第二阶段治疗有效则进入第三阶段
> ·目标防止复发

> **2~3 年**
> ·停药需谨慎
> ·病情严重者需要更长时间的维持期治疗

▲ 维持期治疗方法

　　一般来说，维持期治疗在 12~16 周，若多次复发、病情严重、自杀风险大并有家族遗传史的患者，维持期至少 2~3 年。病情稳定后若想停止维持治疗，可缓慢减药直至停止治疗，但要密切观察，避免撤药综合征。

第七章
战胜抑郁症

罹患抑郁症的人是十分痛苦的，但通过专业治疗是可以缓解的。战胜抑郁症的第一步是到专业机构进行确诊。真正了解抑郁症，积极面对病情，十分关键。只要能正确理解抑郁症，耐心进行治疗，就能战胜抑郁症，让笑容重回我们的脸上。

01

真的是抑郁症吗

　　情绪低落的情况每个人都有，为什么"我"会走不出去呢？每天感到沉重、低落，心情沮丧，每天都在忍受痛苦，心灵枯竭。"我"得了抑郁症吗？——如果你有这些感受，请尽早到医院寻求医生的帮助。

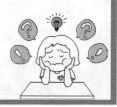

你是否每天忍受痛苦

　　每个人都有心情低落的时候，但随着压力的消失或时间的流逝，心情大多会逐渐恢复平静。但患上抑郁症的人无法摆脱这种持久的心情低落。

　　抑郁症以"抑郁"为核心症状，患上抑郁症后，在大多数时间里，人的心情感到沉重、沮丧，身边的一切变得黯淡，对曾经喜欢的事物提不起兴趣，出现强烈的自我否定，没来由就产生了罪恶感。

　　这样的状态持续了两周以上的时间，而且还在进一步恶化。你会发现自己意志消沉，欲望和快乐都远离了自己，内心能量陷入枯竭的状态。你想要挣扎，却发现自己更加焦虑和焦躁。

　　如果你长久以来都在忍受这样的痛苦，就需要接受现实——是否已经患上抑郁症。抑郁症是必须接受医疗介入的疾病。不要忽视、不要忍耐，也不要因为偏见迟迟不去就医，尽早求医是十分重要的。

 ## 你是否认知出现了偏差

　　抑郁症以情绪或心境低落为主要表现，逐渐会形成悲观的思维方式。患抑郁症的人会感到"自己没什么价值""活着没什么用"，而这种认知与现实并不相符。

　　其实，认知出现偏差并不少见。一些人认为自己人际关系很好，但实际上朋友很少；一些人相貌出众，却认为自己缺乏魅力，不够自信。与普通人的认知偏差相比，抑郁症病人的认知偏差是巨大的，偏离度极高，而且无论别人怎么说"没有这回事"，这种认知也无法被纠正。

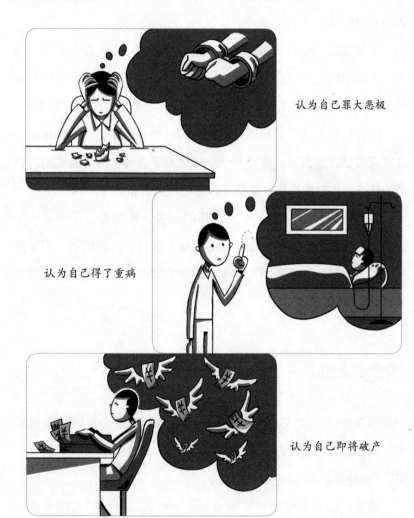

认为自己罪大恶极

认为自己得了重病

认为自己即将破产

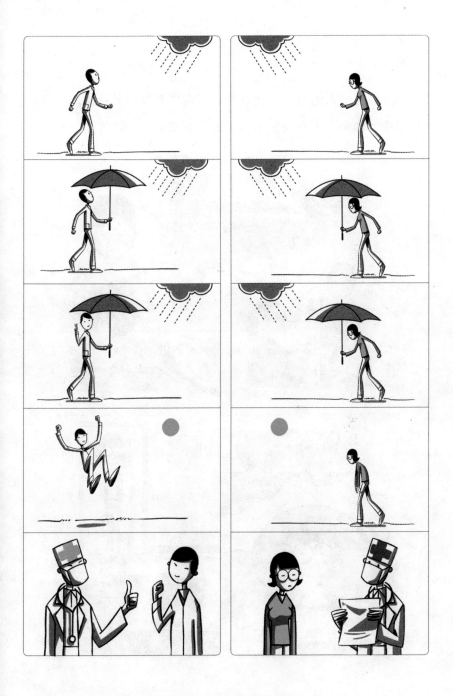

抑郁症病人的另一个特点是对任何事都失去了兴趣。在日常生活中，如果我们心情低落，可能做起事来会无精打采，但"闹

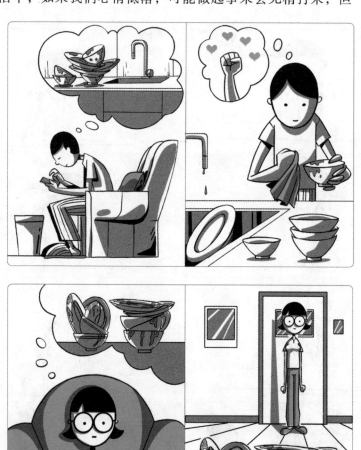

钟响了"，还是要起床上班；衣服脏了，还是要扔进洗衣机里……即使心情沮丧，还是能维持正常的生活。但对于抑郁症病人来说，不但兴趣爱好无法保持，连吃饭、洗澡，最基本的日常生活行为也逐渐无法保持。他们不是懒散，不是不想做，而是"就算想，也做不到"。

悲观的思维，让他们再次陷入"这种事都做不来，我活着有什么用"的想法中，这样的恶性循环，会让抑郁症发展得更加严重。

 ## 确诊意义重大

精神科和心理科在大多数人眼里都是"特殊的"，随着对精神健康的重要性的认识，人们对这种抵触情绪有所减弱，但依然有很多人存在偏见。一些人坚信自己"没有得病，是心态问题"，顽固地不肯就医，结果拖延了治疗，延误了病情。

其实，和大多数躯体疾病一样，抑郁症是一种常见疾病，无论什么人患病都不足为奇。正确看待，及时诊治，抑郁症是能够被控制和治愈的。

另外，其他心理疾病也会引起心情低落或类似抑郁的症状，不同的病因需要采取不同的治疗方法。因此确诊意义重大。

抑郁症的鉴别诊断

类型	主要对应症状
内源性抑郁症	（1）既往有躁狂或抑郁发病史 （2）家族中有躁狂或抑郁病史 （3）本次病程过程中躁狂的表现 （4）有精神运动性迟滞 （5）早醒或症状有晨轻晚重的变化 （6）内脏功能低下，食欲减退或体重减轻，而无躯体疾病的存在 （7）自罪观念，产生幻想或妄想 （8）严重的自杀企图或多次自杀未遂 （9）生活不能自理，自知力严重缺乏
反应性抑郁症	（1）急性起病，病程不到半年 （2）有明显环境因素诱发，且症状与环境因素有关 （3）精神创伤萦绕脑中，难以摆脱
药物所致抑郁状态	可找到使用药物病史
器质性疾病或躯体伴发的抑郁状态	可找到器质性病变
其他神经症和精神疾病伴发的抑郁状态	除抑郁症状外，无神经症和精神疾病的其他症状

那些治疗开始后需要懂的事

　　抑郁症是一种疾病，严重的患者需要入院治疗，症状较轻的甚至不需要服药。但是，应该怎样治疗需要病人跟医生进行充分的沟通，听从专业医生的指导和诊断，不要被其他人的错误认知所影响。

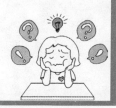

治疗是一个"过程"

很多人在得知"长期的痛苦并不是自己的错，而是疾病导致"后，情绪上会感到巨大的放松，能够顺利接受治疗。但是，治疗是需要一段时间和过程的，而具体需要多长时间，治疗是怎样的一个过程是因人而异的。

如前文所述，抑郁症的治疗要经过"急性期""恢复期""维持期"三个阶段。每个阶段进行的时间和治疗目标不同，但最终目的都是缓解或消除症状，让抑郁症病人恢复到正常的生活中来。

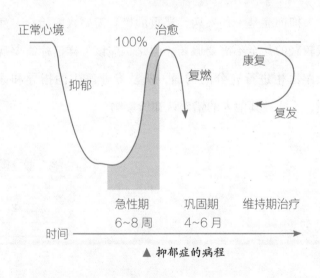

▲ 抑郁症的病程

 ## 抗抑郁症药物是安全的吗？

抑郁症治疗的核心是"药物治疗"。由于抑郁症病人脑部出现了某种机能失调，为了纠正这种失调，不得不服用药物。许多病人能够接受治疗，但当看到药物说明书后往往会产生恐惧心理。他们被其中列举的不良反应吓住了，误认为抑郁症药物有毒，即使因病情勉强服药，也会找到理由自行停药，终止治疗，结果导致治疗失败。

实际上，任何药物都存在"治病性"和"致病性"，这一点主要体现在药物的不良反应和毒性作用上。理想的抗抑郁药物应该具有下面的特点：

安全性	·早期抗抑郁药物毒性大，甚至有致死的可能；新型抗抑郁药物具有毒性小，治疗指数高，长期用药后无蓄积毒性以及与其他药物相互作用小的特点 ·较少或几乎不诱发躁狂症状
耐受性	·药物耐受性，影响患者的依从性 ·急性期治疗时不良反应越小，患者越耐受 ·适用于儿童、老年以及躯体疾病患者
有肯定的疗效	·理想的药物应该起效快，显效率高，能完全缓解抑郁症状 ·对某一类型有突出疗效
价格低	·抗抑郁药物一般需要服用较长的时间以防止复发，因此需要考虑价格因素 ·并非越低越好，应该综合考虑价格疗效比
服用方便	·一般以口服药为主，用法最好每日 1 次 ·不必检测血药浓度，剂量调整方便

▲ 抗抑郁药物的特点

抗抑郁药是精神性药物中最安全的、温和的药物。抑郁发作时，药物是必需的。在药物作用下，还可以辅以心理疏导。治疗抑郁症的药物有很多，新型抗抑郁药物的毒性和不良反应较小，疗效都比较好。抗抑郁药不会产生成瘾性。

 ## 如何选择抗抑郁药物

使用哪一种抗抑郁药物是医生根据病人的症状特点、年龄、躯体状况、药物的耐受性、有无并发症等因素因人而异的。

一般对于首次发作的病人，首选已经证实或公认疗效肯定、耐受性好的治疗方法或药物，目的是能够长期治愈和完全康复，而不会偏向减轻症状或部分有效。对于复发的病人，医生会考虑病人的病史，首选过去治疗有效的抗抑郁药物。

若一种抗抑郁药治疗无效，则应考虑下面六种治疗方案中的任何一种。

	在原抗抑郁药治疗基础上加用其他药物或心理治疗
	更改不同抗抑郁药或心理治疗
	加用心理治疗或停用抗抑郁药改用心理治疗
调整治疗方案的选择	换另一种抗抑郁药
	与其他药物合用
	与其他药物合用或换用另一种抗抑郁药

▲ 治疗方案的选择

如何判断一种抗抑郁药对自己是否有效

判断某一种抗抑郁药是否有效，必须严遵医嘱，与医生互相配合，才能达到安全、科学用药的效果。

首先，将服用抗抑郁药的剂量控制在安全范围内；其次，用药时间要足够长。抗抑郁药起效较慢，如果服药剂量太小，或服用时间太短，就看不到药物的疗效。抗抑郁药一般需 2~3 周才发挥作用，有时甚至需 1.5~2 个月的时间。因此，想判断一种抗抑郁药对自己是否有效需要 2 周甚至 2 个月的时间。若在此期间内，在保证用药是足量、足够长的治疗期限和科学的疗程情况下，抑郁症状仍然没有得到改善，这说明此药物对自己治疗无效。

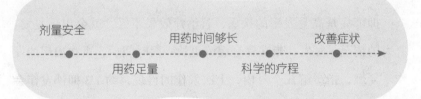

▲ 判断一种抑郁症药物是否有效

 ## 如何评价治疗效果

抑郁症取得治疗效果并不难，医学上用有效（response）、缓解（remission）和临床痊愈（recovery）来评价抑郁症药物的疗效。不过，想要在康复后长期处于稳定的状态必须具备下面的条件：

病人主动求医，及早去正规医院专科门诊就医，与医生有较高的配合度

家属关心和照顾病人，医患关系良好

了解治疗效果指标的概念

▲ 维持康复稳定状态需要做到的事

以汉密尔顿抑郁量表（HAMD）为例，所谓治疗"有效"，指的是汉密尔顿抑郁量表（HAMD）评分减分率至少达50%，缓解是指在有效基础上抑郁症状完全消失，HAMD评分少于8分，并且社会功能恢复良好；临床痊愈是指患者完全恢复正常或缓解至少6~12个月。

抑郁症是高复发率的疾病，若治疗效果不好，就会出现复发、复燃的情况。复发，指在完全缓解更长一段时间后，再次出现的发作。复燃，指缓解几个月内，上次发作的再现，约1/3抑郁发作会出现再燃。慢性化，指超过2年的发作。

汉密尔顿抑郁量表（HAMD）是1960年英国Leed大学M.Hzmilton提出的，主要用来评价抑郁症病人病情轻重以及判断疗效的。它是判定抑郁症最常用的量表。HAMD有17项、21项、24项3种版本，其中17项目和24项的版本应用较为广泛。

汉密尔顿抑郁量表（HAMD）

	无	轻度	中度	重度	极重度
1. 抑郁心境	0	1	2	3	4
2. 有罪感	0	1	2	3	
3. 自杀	0	1	2	3	4
4. 入睡困难（早段失眠）	0	1	2	3	
5. 睡眠不深（中段失眠）	0	1	2	3	
6. 早醒（末段失眠）	0	1	2	3	
7. 工作及活动的兴趣减少	0	1	2	3	4
8. 迟滞	0	1	2	3	4
9. 激越	0	1	2	3	4
10. 精神性焦虑	0	1	2	3	4
11. 躯体性焦虑	0	1	2	3	
12. 胃肠道症状	0	1	2	3	
13. 全身症状	0	1	2	3	
14. 性器官症状	0	1	2	3	
15. 疑病证	0	1	2	3	4
16. 体重减轻	0	1	2	3	
17. 自知力	0	1	2	3	
18. 抑郁症日夜差异 A. 早 抑郁症日夜差异 B. 晚	0	1	2	3	
19. 人格或现实解体	0	1	2	3	4
20. 偏执症状	0	1	2	3	4
21. 强迫症状及观念	0	1	2	3	
22. 无助感（能力减退感）	0	1	2	3	4
23. 无望感（绝望感）	0	1	2	3	4
24. 无用感（自卑感）	0	1	2	3	4
总分合计					

说明：根据患者1周内的表现，圈出最适合患者情况的分数。评定由专业人员采用交谈与观察的方式，按病人情况进行检查后平分。一次评定用时15~20分钟。

评分解释：总分反映疾病严重程度，总分越高，病情越重。一般认为前17项总分达20分以上即可诊为抑郁状态。经过数周治疗，随着病情好转，总分渐低，降到7分以下则效果满意，降到8~10分为好转，18分以上效果不明显。健康人评分在2~5.5分。

冷静面对可能的复发

作为高复发性的疾病，抑郁症复发的最常见原因是擅自停药。在经过充分的休养和治疗后，70%~80%的抑郁症患者的症状会有所"缓解"，即达到了患病前的精神状态，但这并不表示治愈。按照DSM-5中的规定，必须持续两个月未发生显著的抑郁症状，才能视为"完全缓解"。

抑郁症治疗的过程是常常反复的。首先，医生需要经过几次尝试才能找到最适合患者的药物和治疗方案，如果一开始的处方无效，还需要换药或追加新药，如果依然未能起效，病人切勿擅自停药，应与医生进行进一步的沟通，不要焦虑。即使治疗有效，抑郁症也会表现出"一会好，一会坏"的特点，尤其在恢复阶段，患者的情绪很容易随着病情变化变得起伏激烈起来。

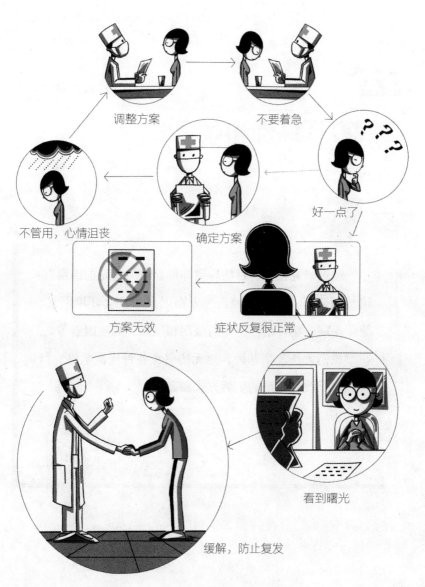

调整方案　　　不要着急

好一点了

不管用，心情沮丧

确定方案

方案无效

症状反复很正常

看到曙光

缓解，防止复发

▲ 与医生保持沟通

03

自我心理保健和康复

　　经过研究证实，目前导致抑郁症较为肯定的因素有：遗传因素、儿童期的经历、人格因素、社会环境因素、躯体疾病、精神活性物质的滥用和依赖、药物因素等。

　　我们无法改变基因，也无法避免各种应激事件，但我们可以改变自己的生活方式和态度。

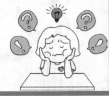

调整生活节奏

　　抑郁症患者受病情影响，可能总是整夜无眠，也可能因为食欲不振无法保证一日三餐，可以说生活陷入混乱。而这种不规律的日常生活又反过来影响抑郁症的发作，使抑郁症恶化或复发。毕竟，人体自然规律是由大脑下丘脑的"生物钟"决定的，而自律神经的调节和激素分泌也发生在这里。

　　因此，当我们进入抑郁症恢复期，尽量不要熬夜，早睡早起，多晒太阳，规律饮食，让生活节奏变得有规律起来，这对改善抑郁症的症状和预防复发是有积极意义的。

 ## 简单的自我调节

　　若你认为自己有了抑郁的倾向，应注意以下几个方面，进行简单的自我调节。

> ①体会"规律"生活的乐趣，与人约会要准时，无论饮食还是休息要尽量按部就班

> ②注重自己的仪表仪容，如身体要保持清洁，衣服不要邋遢

> ③不放弃自己的学习和工作

> ④无论对人对事，都保持宽容的态度，不强压怒气

⑤主动吸收新知识

⑥有挑战意识，掌握主动性，坚信自己会成功

⑦对人的态度要因人而异。具有抑郁心情的人，对外界每个人的反应、态度几乎相同，让自己尽快纠正

⑧不要将自己的生活与他人相比

⑨记录下日常生活中美好的事

⑩不要掩饰自己的失败

⑪尝试自己没做过的事，开拓新的生活内容，让生活充实起来

⑫多与生活态度积极的人交往

▲ 抑郁症简单的自我调节方法

 ## 自我心理保健的方法

抑郁症的发生通常以某种压力作为导火索，压力也是抑郁症复发的主因。在各种压力下，如果我们不能调整自己看待事情的方式

和思维方式，就会让过大的压力造成巨大的心理伤害。因此，每个人都有必要学会自我心理保健的方法。

正确看待疾病

- 将抑郁症看作普通躯体疾病，正确诊治
- 可防可控可治愈

改变工作状态

- 改变使自己厌倦的工作环境
- 与同事交流，多听音乐，改变常规工作方式
- 审视自己的工作意义和发展方向，提升自己的心理动力
- 休假或休息，劳逸结合
- 做力所能及的事，不要苛求
- 不要制订难以达到的目标

改变空间环境

- 打扫房子、整理内务、装饰房间
- 使身心处于动态，不要太累

改变习惯

- 打破常规，如改变用餐时间，改变口味
- 约朋友去外面旅游

改变家庭氛围

- 改变常规生活方式
- 不在家做饭，不在晚上看电视等

多交朋友，多参加体育活动

- 结交有趣的朋友，向朋友倾诉，缓解压力，与朋友经常保持接触
- 散步、慢跑可缓解压力；看电视电影、听音乐，放松心情

▲ 抑郁症的自我心理保健方法

04

与抑郁症患者相处

　　当抑郁症患者决心服药开始治疗后，亲人朋友的帮助和支持也是治疗抑郁症最关键的因素。作为病人的亲人、家属和朋友，我们应该做些什么才会对病人有所帮助呢？

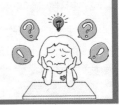

与抑郁症患者相处，要督促病人配合治疗，定期复诊，减少复发可能；多谈心，多交流，尊重病人，提供适当的情感宣泄渠道；加强互相之间的信任，帮助病人识别自己的错误想法和消极念头；多记录轻松愉快的事；若遇到难以处理的问题，及早联系医生进行药物调整。

与抑郁症病人相处是一件有难度的事，他们失去了"快乐因子"，总是用消极的态度对待身边的一切，与他们相处时，我们需要牢记下面的观点。

不争对错

· 抑郁症患者常常表现得"不通情理"，家人没必要与之争个明白

不要过高期待

· 抑郁症病人通常表现出比较懒散、没有进取心
· 多给予理解，不要渴求

理解"无名之火"

· 因病情影响，抑郁症病人容易因小事大发雷霆，事后常常内疚，但做不到不犯
· 家人无须放在心上，因为对抑郁症病人来说向家人发火似乎是最安全的发泄方法

分享积极的信息

· 避免谈论不幸的消息，如上当受骗、灾难、苦衷
· 不良信息会刺激到抑郁症病人

谦让和忍耐

· 陪伴抑郁病人是一个长期的过程
· 家人关爱很重要，要多谦让，多忍耐

▲ 与抑郁症病人相处的方式

附录1 抑郁自评量表（SDS）

阅读下面的表格内容，根据最近 1 周的实际情况，在最适合自己情况的分数上画√。

实际感觉	偶尔	少有	常有	持续
（1）我感到情绪沮丧	1	2	3	4
（2）我感到早晨心情最好	4	3	2	1
（3）我要哭或想哭	1	2	3	4
（4）我夜间睡眠不好	1	2	3	4
（5）我吃饭像平时一样多	4	3	2	1
（6）我的性功能正常	4	3	2	1
（7）我感到体重减轻	1	2	3	4
（8）我为便秘感到烦恼	1	2	3	4
（9）我的心跳比平时快	1	2	3	4
（10）我无故感到疲劳	1	2	3	4
（11）我的头脑像往常一样清楚	4	3	2	1
（12）我做事情像平时一样不感到困难	4	3	2	1
（13）我坐卧不安，难以保持平静	1	2	3	4
（14）我对未来感到有希望	4	3	2	1
（15）我比平时更容易激怒	1	2	3	4
（16）我觉得决定什么事很容易	4	3	2	1
（17）我感到自己是有用的和不可缺少的人	4	3	2	1
（18）我的生活很有意义	4	3	2	1
（19）假若我死了别人会过得更好	1	2	3	4
（20）我仍旧喜爱自己平时喜爱的东西	4	3	2	1

结果解释：抑郁严重度指数＝各条目累计分 /80，所得分数若为 0.5 以下，则为无抑郁；0.5~0.59 为轻微至轻度抑郁；0.6~0.69 为中至重抑郁；0.7 以上为重度抑郁。

附录2 儿童抑郁障碍自评量表

注意，下面表格中的问题主要是帮你了解最近 1 周的情况，按照实际情况回答即可，没有对错之分，在符合自己的情况下√。

实际感觉	经常	有时	无
（1）我像平时一样盼望着许多美好的事物			
（2）我睡得很香			
（3）我感到我总是想哭			
（4）我喜欢出去玩			
（5）我想离家出走			
（6）我肚子痛			
（7）我精力充沛			
（8）我吃东西很香			
（9）我对自己有信心			
（10）我觉得生活没什么意思			
（11）我认为我所做的事都是令人满意的			
（12）我像平常那样喜欢各种事物			
（13）我喜欢与家里人一起交谈			
（14）我做噩梦			
（15）我感到非常孤单			
（16）遇到高兴的事我很容易高兴起来			
（17）我感到十分悲哀，不能忍受			
（18）我感到非常烦恼			

青蓝